Rido dunque sono

Degli umani aspetti del ridere:
dalla risata incondizionata al Clown

di

Rodolfo Matto

Casa editrice: Independently published

Rido dunque sono

Grazie

Grazie a tutti quelli con i quali ho riso; a tutti quelli che hanno reso ancor più potente la mia leggerezza; a tutti quelli che per me hanno rappresentato "i saggi dalla veste color prugna"; a tutti quelli che con me hanno condiviso; a tutti quelli con cui ho giocato, o meglio ho "pazziato" come si dice nella lingua delle mie radici

Grazie a Rossella, Lorenzo e Roberta con i quali quotidianamente continuo a fare tutto ciò

Grazie ad Antonietta per l'energia vitale che mi ha lasciato in dote

Grazie a Laura Toffolo che mi ha guidato alla scoperta della risata incondizionata

Grazie a Giovanna Marrone per la passione per le parole

Grazie a Gianfranco Orciuoli, antico compagno di naso

Grazie ad Eduardo Quinto per avermi fatto incontrare tanti e tante che nei miei corsi si sperimentano

*In Giappone si tramanda la storia di Hotei,
il Buddha che ride. Il suo insegnamento si riassumeva
tutto nella risata.
Si spostava da un posto all'altro, da una piazza del
mercato all'altra. Si metteva nel mezzo del mercato e
iniziava a ridere: era il suo sermone.
La sua risata era contagiosa, coinvolgente; era una
vera risata.
Lo stomaco gli pulsava, ballava al suono di quella
risata. Si rotolava per terra, ridendo. La gente si
raccoglieva, e poi si metteva a ridere, e la risata si
diffondeva, diventava un'onda che travolgeva l'intero
villaggio: tutti ridevano.
La gente aspettava sempre che Hotei passasse dal loro
villaggio perché portava felicità e benedizioni
incomparabili.
Non pronunciò mai una sola parola. Lo interrogavi su
Buddha e lui rideva; gli chiedevi dell'illuminazione e lui
scoppiava a ridere, gli chiedevi qualcosa sulla verità e
lui rideva.
Il suo unico messaggio era la risata.*

"…dal momento che la vita è paradossale, l'uomo, anziché fuggire o ragionare solo secondo una logica lineare, dovrebbe imparare ad "abitare il paradosso
Gregory Bateson

RIDERE CI RENDE LIBERI

Sul ridere, sul suo valore, sul suo utile e sulle sue implicazioni, nella nostra cultura occidentale, scontiamo i condizionamenti che fin da bambini abbiamo avuto. Fin da quando ci dicevano:" Fai la persona seria, non ridere… non fare il pagliaccio". Come se ridere non fosse una cosa seria. Anzi addirittura il famoso proverbio "Il riso abbonda sulla bocca degli stolti" è diventato un monito durante il periodo di formazione di ciascun individuo. Anche se in realtà non era esattamente questa la frase che pronunciò Seneca, ma era *"Il riso abbonda sulla bocca degli stoici"* per i quali la beatitudine sta nell'imperturbabilità e nel disprezzo delle avversità, della sofferenza e delle malattie. Però la saggezza popolare è portatrice di verità consolidate nel succedersi di generazioni, per cui probabilmente sarà vero che il riso abbonda sulla bocca degli stolti. C'è, però, anche un altro proverbio che dice che "il riso fa buon sangue". E se anche in questo caso la saggezza popolare è portatrice di verità, bisognerà considerare, allora, che soltanto gli stolti hanno buon sangue? Dovremmo, invece, incominciare a considerare che in natura, noi siamo l'unica specie vivente che ride. Siamo sul vertice della piramide evolutiva per la posizione eretta, la nostra evoluzione fisica; per la capacità di articolare suoni, la nostra evoluzione intellettiva; perché ridiamo, la nostra evoluzione emotiva. Se la natura, la selezione naturale, il buon Dio o qualsiasi sia il riferimento che ciascuno ha nella vita, ha voluto questo, probabilmente, un motivo ci sarà, probabilmente il riso una funzione ce l'ha. Su questa funzione, da tremila anni a questa parte, l'uomo si è sempre interrogato molto.

Noi ridiamo delle cose innaturali, delle cose che ci fanno paura, che ci creano disagio, tutte quelle cose che naturalmente non dovrebbero accadere. Esempio classico: una persona cammina, inciampa e cade e a tutti viene da ridere. Allora perché ridiamo? E se non ridessimo, cosa succederebbe? Potremmo pensare che potrebbe capitare anche a noi cadere e inciampare, e potremmo slogarci una caviglia o romperci una gamba, o perché no cadere con la schiena a terra e romperci qualche vertebra e paralizzarci, o battere con la testa a terra e non alzarci più. Se entriamo nella spirale di questi pensieri potremmo non camminare più, restare immobili. Ma per fortuna ridiamo. E quando ridiamo abbiamo la possibilità di guardare alle cose da una prospettiva diversa, quando ridiamo metabolizziamo la paura. Succede sempre con le cose che ci creano disagio quando le superiamo. E' usuale sentire dei racconti in cui ricordiamo di quella volta che di notte siamo restati senza benzina, o si è rotta la chiave nella serratura della porta di casa, o di qualsiasi altra situazione portatrice di tensione, spesso in questi racconti esordiamo dicendo: "Ti ricordi quella volta ... che risate" ben diverso dallo stato d'animo del momento. Anche nei lutti, quando usciamo dalla centralità del dolore, ricordiamo le persone che ci mancano sempre sorridenti, in momenti di forte empatia, riviviamo i momenti di benessere e di condivisione quando abbiamo sorriso e riso insieme, piuttosto che quelli di malessere o di scontro. Ridere è dare una misura diversa alle cose, queste ci colpiscono di meno e ci danno meno malessere. Ridere serve a ridare l'equilibrio che altrimenti, con il peso delle cose non riusciremmo a trovare. Questo perché quando ridiamo attiviamo il nostro sistema parasimpatico, quello automatico senza controllo, quello che ci fa continuare ad avere le nostre funzioni vitali: ci fa battere il cuore, ci fa respirare anche quando dormiamo. Il sistema parasimpatico non ha influenze esterne sul suo funzionamento. Per questo quando noi ridiamo siamo tuffati nel "Hic et nunc", quando ridiamo, ridiamo e basta. Non possiamo fare altro, qualsiasi cosa leggere, cucinare, lavorare, guardare la tv… dobbiamo fermarci: ridiamo e basta. Ridere ci porta in quella dimensione dove esistiamo solo noi, non esistono preoccupazioni, non esistono pesi. Quando ridiamo siamo liberi. Stiamo nel "qui ed ora", esistiamo solo noi, null'altro che noi, siamo in assenza di gravità, di zavorre e di ancore, siamo immersi in quella dimensione che possiamo definire del "nulla".

Durante un *"laboratorio di evasione"* all'interno del carcere minorile di Nisida a Napoli, in cui, con incontri a cadenza settimanale, si facevano attività di clown terapia e di yoga della risata, arrivò un ragazzo di diciassette anni, stava a Nisida già da un anno e sarebbe dovuto restare lì altri diciassette anni; mi disse che non aveva nessun motivo e nessuna voglia di ridere. Emotivamente è un atteggiamento comprensibile proprio per il peso che si portava addosso, per l'età adolescenziale, per il ruolo che si giocava nella relazione con i pari. Decise così di non partecipare all'attività. Dopo un mese, forse sentendo anche i racconti dei partecipanti, si presentò al laboratorio. Dopo un esordio imbarazzato, lentamente si lasciò andare e alla fine rise con tutti noi. Finito l'incontro mi avvicinò e disse: *"Lo sai che prima ridendo non ho più visto le sbarre, mi sono scordato dei muri".*

Ridere ci libera dalla rabbia e ci libera anche dal dolore.

Un po' anni fa tenni un laboratorio dal titolo "La sostenibile leggerezza dell'essere" presso l'Istituto Comprensivo Aldo Moro di Casalnuovo, comune della periferia di Napoli. Il tema era la leggerezza, il sorriso ed il ridere. Al termine del progetto, come si usa in questi casi, partecipai ad un open day, durante il quale raccontavamo a tutta la platea scolastica il nostro lavoro. Avevo a disposizione solo 10 minuti, ed allora, per far vivere gli effetti immediati del ridere, decisi di tenere una sessione di Yoga della Risata, un metodo per ridere come esercizio e senza motivo di cui parleremo più avanti. Alla fine mi si avvicinò un signore che non conoscevo, mi dissero poi che era un insegnante di educazione fisica, che mi ringraziò. Mi disse: *"Per la prima volta dopo quattro mesi ho staccato"* e mi mostrò la foto del figlio ventenne morto quattro mesi prima con un tumore al cervello. Aveva riso senza motivo, meccanicamente, senza sensi di colpa e la risata aveva attivato in automatico le risorse dell'organismo. Era riuscito ad uscire dalla condizione del dolore liquido che lo avvolgeva impedendogli di vivere, ed impedendogli anche di viversi fino in fondo il lutto.

Ridere è estremamente umano, è tra le più alte manifestazioni dell'essere umano e ci connette alla parte più immediata del nostro essere umani. Ridere è respirare, quando ridiamo siamo vivi, allontaniamo tutto ciò che è pesante, che è superfluo, siamo nel "qui ed ora". Stare in questo stato è fondamentale per vivere: la vita è adesso.

Eppure nella cultura occidentale vige il principio che "Ridere non è una cosa seria". Il mondo occidentale, la sua organizzazione sociale, l'affermazione dei suoi principi sono figli della cultura del "Dividi et impera", di una strutturazione sociale nata nel feudalesimo: vassalli, valvassori, valvassini, tutti dipendenti l'uno dall'altro così che l'imperatore poteva tenere le fila e governare. Nasce un circuito di dipendenza, si sviluppa una cultura della non-autonomia, della non-libertà, della non-indipendenza dagli altri. E' evidente che ciò che da indipendenza non può essere visto di buon grado da un mondo che si regge sul controllo sociale.

Umberto Eco ne "Il nome della Rosa" descrive appieno che valore eversivo può avere il riso per l'ordine costituito. A proposito del secondo libro della *Poetica* di Aristotele, che tratta della commedia e del riso, il venerabile Jorge dice : *"Il riso libera il villano dalla paura del diavolo, perché, nella festa degli stolti anche il diavolo appare povero e stolto, dunque controllabile. Ma questo libro potrebbe insegnare che liberarsi dalla paura del diavolo è sapienza. [...] Si trasformerebbe in operazione dell'intelletto quello che nel gesto irriflesso del villano è ancora e fortunatamente operazione del ventre.[...]*

Il riso distoglie, per alcuni istanti il villano dalla paura....E da questo libro potrebbe partire la scintilla luciferina che appiccherebbe al mondo intero un nuovo incendio: e il riso si disegnerebbe come l'arte nuova, ignota persino a Prometeo, per annullare la paura.

Al villano che ride, in quel momento, non importa di morire [...] da questo libro potrebbe nascere la nuova e distruttiva aspirazione a distruggere la morte attraverso l'affrancamento dalla paura."

Ridere ci rende liberi, ci rende umani, ci permette di alleggerire il mondo intorno a noi.

Noi spesso tendiamo ad avere una visione delle cose che è molto limitata, abbiamo una visione parziale del mondo intorno a noi. Soffriamo di etnocentrismo: ci mettiamo al centro delle cose e non riusciamo ad osservare la realtà in maniera diversa. Osserviamo il mondo esclusivamente dalla nostra ottica, il che anche se può essere considerato giusto, non ci restituisce una visione generale, più aderente alla realtà. Come se guardassimo una rappresentazione della realtà e non la realtà stessa. Guardiamo solo una mappa della realtà. E come se conoscessimo una città solo attraverso google map. Ma una città è fatta di odori, di suoni, di luci, di atmosfere, di facce, di incontri, di rumori. La città è molto di più di quello che è rappresentato su una mappa. Noi, nella vita, a mano a mano che cresciamo, ci facciamo una mappa delle cose e ci allontaniamo sempre di più dalla realtà a vantaggio di quella che è la nostra rappresentazione. Ridere è leggerezza, levità che ci permette di sollevarci dai vincoli del nostro osservatorio. Quando ridiamo e abitiamo la nostra leggerezza, guardiamo il mondo in maniera diversa da come siamo solitamente abituati. Lo ammiriamo per quello che è. Come se noi fossimo assuefatti a guardare sempre tutto ciò che ci circonda attraverso degli occhiali con lenti scure e ridendo ci togliessimo quelle lenti e osservassimo il mondo con i suoi colori reali. Praticare leggerezza ci fa guardare anche a noi stessi, al nostro corpo, alla nostra realtà e a tutto quanto ci accade in maniera diversa. La leggerezza ci permette di essere parte delle cose, di essere più resilienti e più profondamente all'interno della nostra vita, di resistere e contemporaneamente di reggere gli urti della vita stessa.

E' compito di ogni essere vivente cercare sempre il proprio punto di equilibrio, perseguire il proprio benessere. Questo compito diventa più semplice, quanto più riusciamo a rendere concreta la nostra condizione di leggerezza. La dovremmo utilizzare come l'unità di misura del peso alle cose e degli accadimenti della vita, come energia trasformante e forza creatrice. Nel "Papiro di Leida", un papiro alchimistico che risale al III secolo, si dice che la Creazione avvenne da parte di Dio per una sorta di Bing Bang comico e cosmico:

"Dal riso di Dio nacquero i sette Dèi che governarono il mondo… Non appena Egli scoppiò a ridere, apparve la luce… Scoppiò a ridere per la seconda volta e fu acqua dappertutto. Alla terza risata apparve Ermes; alla quarta la generazione; alla quinta il destino; alla sesta il tempo."[1] Poi, prima di scoppiare a ridere la settima volta, Dio inspirò profondamente, ma aveva riso tanto da piangere e dalle sue lacrime nacque l'anima. Così l'anonimo autore narra dell'Universo nato da una enorme risata. Dio viene colto da un'incontenibile crisi di risate, non crea per mezzo del verbo, frutto della ragione, ma per mezzo di questa esplosione di vita selvaggia, impulsiva, per gioco e divertimento. La risata come segno della gioia interiore dell'atto creativo, ridere come elemento imprescindibile della creazione, come manifestazione della gioia del creare. Si dice che il riso sia una virtù che Dio ha dato agli uomini per compensare la loro intelligenza. Anche Erri De Luca nelle sue riflessioni sulla Bibbia ci dice *"La fabbrica fondamentale del creato si è accompagnata con una saggezza sorridente. L'intristito, lo scienziato che non sa ridere, non può scoprire né immaginare il mondo"*.[2] Il riso rappresenta il valore supremo che permette di sopportare l'esistenza, accettare senza capire,

---

[1] citato da S. Reinach – Cultures, mythes et religion – Paris 1996
[2] E. De Luca – Nocciolo d'oliva. 28 brevi riflessioni su testi della Bibbia - Ed. EMP 2018)

adattarsi a tutto e soprattutto a non prendersi troppo sul serio. Dobbiamo alimentare la nostra capacità di cogliere il lato comico delle cose per non immedesimarci nelle difficoltà della vita e farci sottomettere, per mutare il punto di vista e liberarci da vissuti troppo ingombranti, che ci rendono incapaci di muoverci e ci bloccano sotto il peso di una visione asfittica della verità.

Rido dunque sono

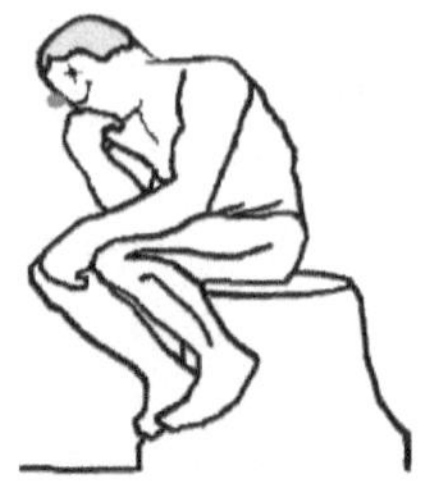

BREVE STORIA DEL PENSIERO RIDENTE

Il sociologo Peter Berger rilevava che la fragilità dell'esperienza comica, il suo sfuggire ad ogni tentativo di conoscenza razionale evidenzia l'opinione, condivisa da molti, che dato il reciproco escludersi di serio e comico, quest'ultimo non può rientrare nelle questioni serie e rimane perciò relegato ad aspetto marginale. Nonostante ciò, filosofi, scrittori e critici, per secoli hanno riflettuto e speculato sulla natura dell'umorismo e della comicità. Da molti è stato considerato come uno dei grandi misteri della conoscenza umana. Umberto Eco sosteneva che capire ciò che provoca ilarità sarebbe equivalso a risolvere il problema dell'esistenza dell'uomo sulla terra. Ne è prova l'innumerevole quantità di materiale che dall'antichità fino ad oggi è stato prodotto da filosofi, scrittori, poeti, psicologi, sociologi e scienziati senza tuttavia esaurire il problema; e questo perché il fenomeno della comicità difficilmente si presta ad una definizione unitaria.

L'esperienza filosofica associando il comico all'uomo, essere non definito né definibile che assume sempre forme diverse, ha messo in luce come questo fenomeno sia sempre esistito e sempre esisterà in quanto parte integrante della natura umana e come, allo stesso modo, esso assuma nel tempo aspetti e valori determinati e quindi mutevoli. *"… si è sempre riso e non si è mai finito di ridere; ma il come, il quando e il perché di questo fenomeno costante assumono di volta in volta espressioni differenziate, sensi storicamente e culturalmente mutevoli"*[3]. In termini evolutivi, come già detto, l'uomo è l'unico essere vivente capace di ridere. Già Aristotele, che indagò sul ridere affermò " *Fra tutti gli esseri viventi, solo l'uomo conosce il riso*". Ci sono alcune scimmie che ridono soprattutto se stimolate attraverso il solletico, ma in ogni caso non si attiva in loro il funzionamento e le implicazioni fisiologiche e biochimiche che si attivano nell'essere umano. Oltretutto l'uomo è il solo essere capace di ridere di se stesso. Il pensiero umano si è sempre posto domande intorno al ridere: perché ridiamo? a cosa serve ridere? com'è che ridamo? **Ippocrate**, nel V secolo a.C. diceva che *"Il riso è una piccola epilessia"*. Per il suo contemporaneo **Democrito**, noto come il "filosofo del riso", la felicità,

---

[3] Carlo Sini, *Il comico e la vita,* Jaka book, Milano, 2003, p. 13.

non è da identificarsi nel possesso di beni materiali, nel prestigio o nel potere, ma nell'esser moderati e nel condurre una vita giusta. Nella sua etica, fondata sul rispetto verso se stessi, utilizza il riso come strumento di costruzione della morale e sostiene: *"Ecco quindi il bersaglio del mio riso: gli uomini insensati ...Rido degli uomini che rivaleggiano in perfidia e hanno pensieri tortuosi. Il mio riso condanna in loro l'assenza di ogni progetto ragionato. ...Non dovrei ridere dell'uomo in preda al dispiacere amoroso, col pretesto che, per buona fortuna, è stato posto un limite ai suoi desideri? E soprattutto dovrei trattenere la mia ilarità dinnanzi al temerario che si lancia attraverso i precipizi o sugli abissi del mare? Non dovrei dileggiare colui che avendo messo in mare una nave pesantemente stivata, accusa poi i flutti di averla inghiottita col suo carico? quanto a me non credo di ridere abbastanza"*.

Ma il primo filosofo a teorizzare sul ridere e sulle sue cause fu **Platone**, la cui iniziale attenzione fu rivolta più alle conseguenze negative del riso, visto come una delle maggiori minacce della società, che al piacere che provoca.

La comicità pone in ridicolo gli uomini illustri e gli dei, corrompe l'animo alla volgarità e turba l'equilibrio dell'uomo. Nella commedia il riso nasce dall'ignoranza che i personaggi hanno di se stessi, dal credersi più ricchi, più belli, più virtuosi o più valenti di quello che in realtà sono. Chi ha questa illusione o presunzione fa ridere, a patto però che sia un debole, perché se fosse un potente potrebbe generare timore. Ma il riso così provocato non è un piacere puro, è un piacere misto a dolore; perché così si gode dell'ignoranza, dei difetti o dei mali altrui. L'individuo che ride per tali motivi mostra di possedere bassi sentimenti, malevoli verso gli amici. *"Quando uno si lascia andare ad una forte risata, ciò provoca anche un forte sconvolgimento del suo animo"*. Platone afferma che il riso nasce da un insieme di piacere e di malignità e per questo parla di "catarsi comica": uno sfogo equilibratore dei nostri sentimenti che, se liberi di scatenarsi, provocherebbero una specie di isterismo. L'iniziale fitta d'ansia, che ci può procurare la vista di una persona che camminando inciampa, si scioglie poi in una risata liberatoria. Nella *Repubblica* Platone, premesso che il riso eccessivo è un segno di grande turbamento d'anima, fa dire a Socrate che non bisogna permettere che gli uomini gravi, e ancor meno gli dei, siano rappresentati come dominati da un riso ch'essi non possono moderare. Nell'evoluzione del suo pensiero, poi, Platone rivede la sua posizione sul comico, rendendosi conto della propria intransigenza e prima nel *Filebo* ammette che non si tratta di un vero atteggiamento aggressivo, ma che il ridicolo sorge solo a condizione che l'intenzione di chi beffeggia sia innocua. In seguito, considerando l'equilibrio tra elemento serio ed elemento faceto, perché ogni cosa ha bisogno del suo contrario, come in natura, nelle *Leggi* Platone afferma che: *"Senza le cose comiche non si possono neppure apprendere le cose serie, come una cosa non si può apprendere senza il suo contrario"*.

Si occupò del comico e della commedia anche **Aristotele**, che in opposizione a Platone, difese la poesia comica ed affermò l'innocuità del comico. Definisce la commedia come *"Imitazione di gente più ordinaria, giacché del turpe fa parte il comico. Il comico consiste in un errore e una deformità indolore e non dannosa, proprio come la maschera comica è qualcosa di brutto e distorto senza dolore"*. Il riso è una particolare sorpresa dell'inganno, ma l'inganno comico è di natura particolare; esso si fonda sull'attesa e la tensione che in noi suscita qualcosa, la quale viene delusa senza che noi ce ne accorgiamo. Allora il riconoscimento dell'abbaglio preso, il fatto che esso ci sia sfuggito, provoca in noi una sollecitazione di sentimenti comici. Il ridere è un solletico fatto all'animo che ne risulta migliorato e sollevato, sereno e disposto al bene. Il riso diventa per Aristotele, una forza di coesione e di equilibrio tra gli uomini.

Più tardi nell'antica Roma, **Cicerone** consiglia agli oratori di porre attenzione nell'uso dello scherno, per non correre il rischio di offendere i sentimenti altrui, riscontrando nell'ambiguità un elemento di rilievo del comico.

Il Medioevo fu un periodo oscuro anche per la comicità, aumentò la tendenza a sottolineare gli aspetti pericolosi e negativi del riso, sostenuti anche da un pensiero dominante della Chiesa, che tra la Santa Inquisizione e le rigide regole monastiche, considerava l'osceno opera del demonio confondendo spesso l'ilarità con la blasfemia. Abbiamo già citato quanto Umberto Eco ne "Il nome della Rosa" racconta in modo molto chiaro il pensiero della Chiesa in quel periodo.

Ma, paradossalmente, fu proprio durante il Medioevo che si ebbe una svolta nel pensiero del comico. Una svolta che non si attuò tanto nella filosofia quanto nella letteratura. **Erasmo da Rotterdam** nell'*Elogio della follia* ritiene l'esperienza comica in grado di aprire ad un punto di vista diverso e probabilmente più profondo sulle cose e guarda al riso come ad un mezzo in grado di svilire i potenti, permettendo l'osservazione dei lati nascosti della realtà e conseguentemente una miglior comprensione del mondo. A parere di Erasmo ridere è un'operazione dell'intelletto che, consapevole delle manovre dei potenti volte ad oscurare alcuni aspetti del reale, usa lo strumento della derisione contro di essi. Alla luce di queste osservazioni si può perciò ipotizzare come alla base della tendenza a screditare il riso vi è probabilmente il timore nella sua capacità di dissacrare il potere. L'idea che ridere abbia la capacità di rovesciare il mondo si afferma soprattutto con le opere di **Rabelais**. Il comico, in questa fase, assume la forma del carnevale, dove i buffoni di corte non erano più attori che rappresentavano un personaggio, ma rimanevano buffoni e stolti sempre e comunque, trovandosi, così, in una sorta di sfera intermedia tra la vita e l'arte. Emerge l'immaginario come forza che investe sia l'arte che la vita al tempo stesso e che per agire ha bisogno di un luogo fisico in cui rappresentarsi, questo luogo diviene il corpo. In origine il comico si situava nel contrasto tra ideale e reale, ma ora che essi sono strettamente correlati, il contrasto si fa rovesciamento: *"il corpo è il mondo rovesciato, non il suo riflesso nell'individualità."* Secondo questa accezione, Il corpo diviene ciò che dà espressione al realismo del grottesco, tipico del comico medievale, che consiste nell'abbassamento di tutto ciò che è alto e ideale su un piano materiale e corporeo.

Come fenomeno corporeo, il riso si presta ad un confronto con altri fenomeni convulsivi, come l'orgasmo e il pianto, e in quanto tale viene contraddistinto da quella che può considerarsi: *"Una perdita di auto controllo, intesa come rottura tra la persona e il suo corpo"*[4].

[4] *Rabelais and His World* di Michail Bachtin

Nel Rinascimento, età del cambiamento, il singolo individuo è visto come un soggetto, unico in tutto il creato, in grado di coltivare le proprie doti, *"l'uomo è artefice della propria sorte"*[5]. La valorizzazione di tutte le potenzialità umane è alla base della dignità dell'individuo. Con il rifiuto della separazione tra spirito e corpo la ricerca del piacere e della felicità mondana non è più rivestita di colpevolezza e disonestà, ma anzi è elogiata in tutte le sue forme. Il ridere è sdoganato e diventa strumento di rinascita e di autodeterminazione, come dice Lorenzo il Magnifico *"Chi vuol esser lieto sia del diman non v'è certezza"*.

Con **Cartesio** si apre la strada all'epoca moderna, portatrice di una nuova concezione del corpo, che da macchina di produzione simbolica diviene macchina fisiologica; di conseguenza l'individuo assume le sembianze di uomo-macchina, di automa. Perciò Cartesio studiò il funzionamento dell'organismo e descrisse il riso come un meccanismo fisiologico causato dal fatto che il sangue, venendo dalla cavità destra del cuore attraverso la vena arteriosa, e gonfiando i polmoni all'improvviso, costringe l'aria in essi contenuta a uscir con impeto per la trachea, dove forma un suono inarticolato e sconosciuto. Cartesio, in tutti i casi che portano allo scoppio della risata, riconosce all'origine una lieve ragione d'odio o almeno

---

[5] *De hominis dignitate* di **Pico della Mirandola**,

di stupore.

Nel 1600 **Hobbes** afferma che la risata esprime *"Un movimento improvviso di vanità"*, prodotto dall'inattesa consapevolezza di nostre qualità, raffrontate alle debolezze altrui o alla nostra precedente debolezza. *"La passione di chi ride è l'improvvisa stima di sé che deriva dalle sconvenienze altrui. Di niente, infatti, si ride, se non è improvviso; né le stesse persone ridono della stessa cosa o degli stessi scherzi più volte. Non si ride, inoltre, delle sconvenienze degli amici o dei consanguinei, giacché non sono degli altri. Gli elementi che muovono il riso sono, dunque, tre, congiunti insieme: la sconvenienza, il fatto che questa è degli altri, il fatto che questa è improvvisa".*

Come Platone e Aristotele, Hobbes associa la risata alla superiorità sul prossimo e ai suoi contenuti intrinsecamente aggressivi. Un riso, quindi, crudele proprio perché sanziona e perché, per affermare la superiorità dell'Io, ha bisogno di umiliare l'Altro.

In seguito **Kant**, nella Critica del Giudizio, definisce il riso come *"un'affezione"*, intesa come reazione del corpo sull'anima, come moto corporeo che ristabilisce l'equilibrio interrotto, *" che deriva da un'aspettazione tesa, la quale d'un tratto si risolve nel nulla[...] l'aspettazione non deve risolversi nel suo contrario positivo ma deve risolversi in nulla".* In tutto ciò che eccita un riso vivace e scuotente, ci deve essere qualcosa di assurdo, contraddittorio. Quando si vive una tensione per qualcosa che si aspetta, il non verificarsi della cosa lascia cadere nel nulla l'aspettativa, procurando un senso di vuoto e di dispiacere. Il sopraggiungere di qualcosa di assurdo interrompe il vuoto dell'aspettativa e da origine al riso che ci libera dal vuoto e procura un senso di piacere. Il riso è, dunque, un effetto che scaturisce dall'improvvisa risoluzione in nulla di un'aspettativa, ed è quindi centrale la violazione delle regole logiche. *"In tutto ciò che è capace di eccitare un vivace scoppio di riso deve esserci qualcosa di assurdo, in cui per conseguenza l'intelletto per se stesso non può trovare alcun piacere."* L'assurdo che muove il riso non corrisponde a nulla di utile per l'intelletto, anzi tra di essi si determina un conflitto. Allo stesso tempo, però, si richiede un'aderenza alla razionalità: la capacità di ridere corrisponde al talento di mettersi volontariamente in una certa disposizione d'animo in cui tutte le cose sono giudicate in modo del tutto diverso dall'ordinario, e pure conformemente a certi principi razionali che sono nella disposizione stessa. O per meglio dire usando un altro pensiero di Kant: *"Il risultato di una subitanea distensione che segue ad una tensione; esso traduce in una manifestazione il sollievo che segue ad un timore, cioè il sollievo di una sicurezza ritrovata".*

Schopenhauer sosterrà poi che la risata sorge quando si ravvisa un'incongruenza tra la percezione fisica e la rappresentazione mentale di una cosa, di una persona o di una azione. Si ride di ciò che è innaturale, o meglio di ciò che non si percepisce come naturale.

Il ventesimo secolo, è caratterizzato dal riconoscimento dell'importanza del ridere e dalla sua valenza sociale, ma soprattutto dal tentativo di restituire al riso il proprio giusto valore.

Bergson pubblica " *Il riso. Saggio sul significato del comico*". Egli afferma l'inesistenza di comicità all'infuori di ciò che è propriamente umano, per cui l'uomo è un essere che si distingue dagli altri animali per la capacità di ridere. Il riso nasce per l'individuo e nell'individuo. La sua finalità sociale si presenta come un fenomeno di adattamento al vivere collettivo. Per cui la *sanzione sociale* manifestata del riso è utilizzata anche per criticare costumi o comportamenti negativi. Il riso assume un significato di affermazione e difesa dell'organismo collettivo, il quale agisce come se fosse un individuo. Per Bergson il riso rappresenta un castigo sociale per chi si allontana dalla norma: "*Il riso è soprattutto una correzione*".

Il comico è una manifestazione di gruppo, isolati non lo gustiamo, ed è proprio questo che Bergson chiama effetto socializzante dell'umorismo. Per lui appaiono comiche le forme, i gesti, le invenzioni che risultano da una caricatura della realtà, mascheratura in cui vi è uno "spostamento" da una cosa autentica ad un'altra sentita come non autentica, che scade, impoverita. Il riso sorge anche quando si scende dai valori alti ritenuti assoluti e naturali, verso quelli più bassi, attuando così "un'inversione". L'incongruo del comico è quello che esiste fra mente e corpo *"E' comico ogni incidente che richiami la nostra attenzione sull'aspetto fisico di una persona mentre è in gioco il suo lato morale, per cui il riso avviene solo se diventiamo insensibili, non possiamo ridere di una persona.che ci ispiri affetto, tenerezza o pietà. Il comico esige per produrre l'effetto del riso" qualcosa che somigli ad un'anestesia del cuore"*

Anche **Freud** si sofferma sul ridere con il suo saggio "Il motto di spirito" nel quale analizza l'aspetto liberatorio del ridere. Ciò che fa scatenare il riso, è il contenuto inconscio dell'immagine espressa verbalmente. Se questo contenuto è assente, manca l'effetto scatenante della risata liberatoria. Attraverso il riso verrebbero smontati tutti i meccanismi di controllo, imposti all'uomo dalla cultura e dalla società, per liberare l'inconscio e recuperare il piacere.

Allo stesso tempo, per **Pirandello,** ridere permette di smascherare tutto ciò che è finto ed assurdo, consentendo all'uomo di cogliere la vera realtà delle cose. Quindi ridere è rivelazione, è strumento di verità.

Nel 1913 **Palazzechi** scrive un manifesto del Futurismo *Il Controdolore* e afferma, riprendendo il *Papiro di Leida* sulle origini della creazione, che Dio *"ha creato l'uomo perché ciò lo divertiva. Egli lavorò per tenere alimentata la gioia sua ed offrirne alle sue degne creature. L'uomo non è creato per soffrire, nulla è stato fatto nell'ora della tristezza e per la tristezza; tutto fu fatto per il gaudio eterno. Il dolore è transitorio, la gioia è eterna."* Afferma che il riso è più profondo del pianto, e per seguire la natura umana, celebrarla e riempirla di vita bisogna ridere in tutte le occasioni dolorose, *"Maggior quantità di riso un uomo riuscirà a scoprire nel dolore, più egli sarà un uomo profondo"*.

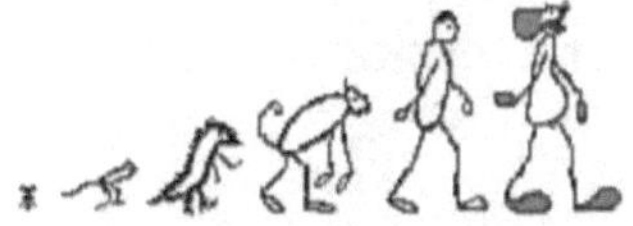

" Chi è musone, triste, depresso, non riesce a tenere lontano le malattie"
Susumo Tonegawa premio Nobel per la medicina 1987

DALLA GELOTOLOGIA ALLA CLOWNTERAPIA

La clownterapia o comicoterapia sono sinonimi di una disciplina che studia le proprietà benefiche del sorriso e la relazione tra il ridere ed il benessere.

La perdita del benessere, che si manifesta sempre con un sintomo più o meno ingombrante, sia a livello fisico che a livello psicologico, porta con sé la perdita di una condizione di equilibrio, come un peso che si aggiunge ad un piatto di una bilancia e inevitabilmente ne sposta l'ago. Questa condizione di disequilibrio crea il cambiamento dei punti di riferimento, e, a seconda della sua virulenza, sviluppa le premesse di uno star male.

In fisica *Equilibrio* si definisce lo stato di un corpo non soggetto a forze che ne modifichino le condizioni, se lo stesso corpo è sottoposto a due forze diverse, queste devono controbilanciarsi perché vi sia equilibrio.

Questo è quanto ci accade quando siamo in una

condizione di malessere. La nostra necessità non deve essere semplicemente quella di "guarire", ma quella di trovare un nuovo e più dinamico equilibrio, per dirla alla Battiato "un centro di gravità permanente". In una condizione di malessere fisico, psicologico, emotivo, relazionale, ci sembra difficile ricercare e trovare un peso uguale e contrario che ci riporti ad una condizione di equilibrio e di ben-essere. Questo perché spesso pensiamo e siamo convinti che stare bene significhi guarire fisicamente o psicologicamente o significhi uscire da una difficoltà circostanziale (difficoltà economiche, separazioni, lutti e quant'altro). Bisogna soffermarsi sull'idea di felicità. Consideriamo due approcci alla felicità.

FELICITA' RELATIVA che consiste in una risposta condizionata: se si appaga una certa condizione, allora siamo felici. Tale situazione è legata alla nostra vita passata, oppure a come sarà nel futuro, ma non coincide mai con il presente. Anche se le condizioni si realizzano, la felicità spesso si dissolve, in una sorta di sindrome del "Sabato del Villaggio" ed è velocemente sostituita da nuove condizioni, e da uno spostamento di obiettivi. Soprattutto leghiamo la felicità alla realizzazione dei nostri desideri: voglio la macchina nuova, voglio laurearmi, voglio andare in vacanza ai Caraibi…. In questi casi cominciamo a costruire la realizzazione del nostro bisogno/desiderio, studiamo strategie, valutiamo le possibilità e le impossibilità, lavoriamo tanto sodo e facciamo "sacrifici", in sostanza compiamo una indeterminata serie di azioni che ci rendono infelici per poi essere felici al raggiungimento dell'obiettivo. Poi una volta raggiunto quanto dura questa felicità? La macchina nuova, la prima settimana, la seconda di meno e al primo graffio di carrozzeria ciao ciao felicità. Pensiamo quanto sia ancor più complicata oggi, in un contesto sociale che si va sempre più strutturando sull'ambizione, sull'illusione che i bisogni individuali passino attraverso la realizzazione del possesso: dell'avere e del potere a tutti i costi.

FELICITA' ASSOLUTA o GIOA. La gioia è la risposta incondizionata ad essere felici nonostante le avversità della vita. Lo stato di gioia può dare l'avvio a qualsiasi attività gioiosa che va dal ridere, al giocare, al danzare, a suonare uno strumento musicale. Tutte legate ad un fare e ad un essere nella contemporaneità, all'essere nel presente, non tanto per cogliere l'attimo ma per essere nell'attimo. Essere nel presente, sostenere il nostro sé nella contemporaneità senza doverci sforzare e senza delegare la nostra felicità a qualcosa di esterno a noi stessi.

Nei momenti di gioia avvengono dei cambiamenti fisiologici e biochimici che danno un senso di benessere, modificando le nostre visioni negative della vita e le sfide insite in essa.

Quando ridiamo, avviene dentro di noi uno stravolgimento psico-fisico: se ne giova l'intero organismo, sia il nostro io profondo che la percezione e l'idea stessa della realtà. Non esiste alcun deficit fisico che non sia strettamente connesso ad un deficit psicologico e viceversa, ed è proprio per questo che ridere è uno straordinario motore di cambiamento, una tangibile manifestazione della costruzione di equilibrio e di benessere.

La materia che studia il potere terapeutico del ridere, approfondendo il tema della relazione tra il fenomeno del ridere e la salute, assume il nome scientifico di

Gelotologia (dal greco: γελὸς - Risata). Questa nuova area di ricerca è una disciplina dedicata allo studio sistematico del ridere, del buonumore e del pensiero positivo in funzione terapeutica come rimedio psicofisico di prevenzione, di formazione ed educazione. La neonata disciplina risulta essere un ponte tra biologia, psicologia, antropologia, sociologia e medicina, giacché il riso e il sorriso restano inafferrabili se studiati in una sola di queste prospettive. Si tratta di un approccio che fornisce la metodologia e la tecnica per sdrammatizzare tutte quelle situazioni stressanti che favoriscono l'insorgenza delle malattie, tendendo a far emergere stati emozionali positivi, per abbassare le tensioni "dannose". La Gelotologia viene applicata in funzione terapeutica ed ha solide basi scientifiche. Si sostanzia in uno studio multidisciplinare e multilivellare, che si avvale di approcci scientifici ed umanistici allo stesso tempo.

Già nel 1906 il fisiologo francese Israel Waynbaumche dimostrò che il solo atto di ridere o di sorridere faceva aumentare il flusso sanguigno al cervello e questo ottimizzava l'umore. Lo psicologo Robert Zajonc riteneva che l'afflusso di sangue arterioso ossigenato poteva produrre una temperatura favorevole all'azione dei neurotrasmettitori, che hanno la mansione di trasmettere le emozioni e le sensazioni in tutto il corpo. Paul Ekman fece una sperimentazione in cui dimostrò che i movimenti muscolari del volto erano legati al sistema nervoso autonomo, che controlla il battito cardiaco, il respiro e altre funzioni. I buddisti, d'altra parte, l'avevano capito già qualche millennio fa: secondo la loro filosofia, quindici minuti di risate equivalgono a sei ore di meditazione. Così come per la medicina cinese il riso deriva invece dallo *shen* del cuore, cioè dal centro della totalità psico-somatica dell'essere umano, il luogo più vicino a Dio: ridendo si libera uno scoppio di luce, d'energia yang. Anche Dante Alighieri affermava che *"Il riso è come un corruscare della gioia dell'anima"*, un lampeggiare dell'anima, tipo un flash, uno starnuto psicosomatico.

È ormai noto a tutto il mondo che il buon umore, la felicità, una risata forniscono un aiuto per vivere meglio e per affrontare le problematiche con meno affanni e con più leggerezza.

I presupposti teorici della Gelotologia sono contenuti nelle acquisizioni della *PNEI (PsicoNeuroEndocrinoImmunologia)*. Lo scopo di quest'approccio è di dimostrare i legami che uniscono discipline differenti come la psicologia, la neurologia, l'immunologia e l'endocrinologia; in altri termini i legami che uniscono la mente e il corpo. Nell'analizzare le cause di sintomo e di una malattia con la PNEI si superano sia le precedenti ipotesi puramente organicistiche, che affermavano la prevalenza dei fattori organici come causa scatenante, sia quelle psicosomatiche che sostenevano la prevalenza di quelli psicologici. Partendo dal presupposto che corpo e mente rappresentano un'inscindibile armonica unità, anzi che la mente stessa, fatta di neuroni e sinapsi, è corpo. La PNEI tende a ricercare e sperimentare modalità relazionali che coinvolgono positivamente l'aspetto emotivo della persona e che, attraverso complessi meccanismi neuro-endocrini, migliorano sia l'equilibrio immunitario che le capacità psico-relazionali. Le emozioni "parlano" direttamente al sistema immunitario e il sistema immunitario restituisce un feedback direttamente alle emozioni, ridisegnandone i contorni e tingendole di nuovi colori. Si dimostra, così, come le emozioni positive incidono direttamente sul sistema immunitario quindi sulla salute, proprio come le emozioni negative e gli stress intensi e/o prolungati, provocano disagi, disturbi e malattie anche gravi.

La malattia è per l'individuo un'esperienza stressante, uno sradicamento del proprio quotidiano ed una perdita sia fisica che psicologica. Il ricovero in ospedale genera solitamente nel paziente ansia, paura e difficoltà psicologiche quali il distacco pratico ed affettivo dall'ambiente abituale di vita, la spersonalizzazione legata alla posizione che egli viene ad assumere nell'organizzazione sanitaria. Il sistema di cura agisce, quasi esclusivamente, sulla parte malata e non sulla parte sana e sulle risorse che l'individuo possiede. Nell'esperienza ospedaliera, difatti, il sintomo diventa centrale, tutta l'organizzazione è sul sintomo. La persona perde dei pezzi di autodeterminazione. Indipendentemente dal motivo per cui ci si ricovera, sia pure per un problema agli occhi, alla mano o all'orecchio, la prima cosa che si fa è mettersi in pigiama, abbigliarsi con una divisa da malato. La sveglia e la colazione la si fa alle 6.30 del mattino; il pranzo a mezzogiorno e la cena alle 17.30/18.00. Ritmi estranei al quotidiano della quasi totalità delle persone. Del resto l'ospedale, come struttura, è frutto di una cultura della gerarchia, o di carattere militare, per curare i feriti in battaglia e continuare la guerra, o religioso, per assistere in maniera caritatevole i malati, o scientifica per sperimentare la cura.

Saper erogare un'assistenza che ponga al centro l'individuo considerandolo dal punto di vista olistico, presuppone anche essere in grado di integrare terapie convenzionali con quelle complementari, che possono aiutare le persone a staccarsi dalla realtà di sofferenza vissuta con la malattia: una di queste è la terapia della risata.

Patch Adams in un'intervista, disse: *"Se ti preoccupi di combattere la malattia perdi sempre, perché prima o poi tutti muoiono. Se invece ti occupi della persona, allora puoi vincere perché tutti possono aprirsi alla vita"*.

L'impegno di quanti si accostano al malato è quindi molto complesso e richiede la capacità di mobilitare nella persona quell'atteggiamento mentale che gli consente di attribuire significati positivi, ricavandoli dalle proprie risorse per poter restituire al soggetto la speranza.

Il sorriso è un biglietto da visita che racconta di come ti rapporti agli altri, di come riesci a entrare in sintonia con i tuoi interlocutori, ma non è solo questo. Ridere è molto di più, è sintomo di un benessere psicofisico e può rivelarsi uno strumento efficace nel processo di guarigione da una malattia. Ridere e sorridere sono utili per far "rinascere" il bambino che è in noi, con la sua voglia di vivere e giocare, con la sua creatività e spontaneità.

Norman Cousins[6], dopo la sua esperienza di malattia, affermava che il *placebo* è il dottore dentro di noi e che ci dà consigli per guarire da qualsiasi malattia; questi consigli li classificò come *"i prerequisiti per guarire"*:

- Assenza di panico: qualunque sia la diagnosi, il panico blocca il sistema immunitario.

- Fiducia nell'organismo e nelle sue capacità di auto guarigione: queste capacità esistono e la fiducia è un'emozione positiva che attiva il sistema immunitario. Una terapia è sostenuta da una gran fiducia interiore e ha un risultato migliore. Noi siamo organismi fatti per "guarire", o meglio per stare bene, stare in equilibrio, e funzioniamo in questa direzione. Se ci facciamo una ferita questa si rimargina, se assumiamo sostanze nocive, non in quantità notevoli, il nostro organismo le sintetizza e le metabolizza.

- Irrefrenabile buon umore.

- Condividere la cura e non delegarla: diventare attori protagonisti.

---

[6] Cousins N.– *La volontà di guarire* – (1982) Armando Editore

- Concentrare i propri interessi sulla creatività, non stare a rimuginare sulle proprie disgrazie. Nel nostro cervello c'è una zona che è stata denominata *Locus Caeruleus*, un nucleo grigio nella sostanza bianca che si mette in azione prima di ogni guarigione. Questo centro viene inattivato da stimoli monotoni e viene avviato da stimoli insoliti. Per cui una vita piatta, monotona rende passivo questo centro. Una vita più varia è in grado di attivarlo.

Ridere spegne il cervello razionale, lo travolge annullando i suoi vincoli emotivi e liberando tutte le energie che abitualmente si consumano pensando. Energie che, mentre si ride, il corpo sfrutta per rigenerarsi. Negli attimi privi di autocontrollo razionale, abbiamo una percezione più aperta del nostro essere parte del mondo: ed è per questo che ridere è considerato "un atto sacro di empatia con il creato".

La reazione della comunità scientifica, alle tesi di Cousins, fu inizialmente scettica, ma i risultati erano inoppugnabili, e dopo alcuni anni venne riconosciuta la validità scientifica effettuata da Norman Cousins. Successivamente gli fu offerta la laurea ad honorem dall'Università della California, per la validità della sua esperienza.

Dalla sperimentazione alla ricerca sul campo il passo è stato breve. Clownterapia, comico terapia, terapia del sorriso come tipo di cura che nasce in America nella metà degli anni '80.

In verità, già in passato troviamo testimonianze di una clownterapia *ante litteram*: Angelo Paoli (1642-1720), sacerdote carmelitano beatificato nel 2010 anche per le sue molteplici attività caritative, si travestiva da buffone e si truccava per far sorridere i malati dell'ospedale San Giovanni a Roma. Nel 1913 il poeta Aldo Palazzeschi nel manifesto futurista del *"Controdolore"* arriva a teorizzare quello che in questi anni diventa sempre più usuale: *"Trasformare gli ospedali in luoghi divertenti mediante clown."*

Negli anni '80 arrivano in ospedale i Clown che, come avevano già fatto gli artisti contemporanei a teatro e nelle arti figurative, escono dai canoni rompendo i muri per una partecipazione diretta, intervenendo nel quotidiano delle persone.

I primi "medici clown" negli ospedali si sono visti a New York nel 1986. Il pioniere di questa attività è stato Michael Christensen, clown professionista, impiegato all'epoca al Big Apple Circus. Insieme a Paul Binder, nell'86 fondò la "The Clown Care Unit" (unità di cura dei clown), che porta il sorriso e la fantasia negli ospedali pediatrici e fa della risata una specie di medicina. Fu a Napoli, come lo stesso Christensen racconta, che fece la scoperta che, in seguito, lo avrebbe aiutato a trovare un senso, un seme di quanto poi è sbocciato nella sua vita. Insieme a 2 amici stava girando l'Europa con il loro spettacolo da strada di clown-giocolieri, era un giorno di sole, con un vento fresco che si insinuava tra i vicoli stretti e caotici di Montesanto, uno dei quartieri più popolari del centro della città. D'un tratto tirarono fuori un pollo di plastica per tentare di mettere in scena una *performance* improvvisata, ma i panni stesi ad asciugare impedivano i lanci, allora una folla di bambini li prese per mano e, all'urlo di "Giocolieri!", li condusse in un ampio slargo, impazienti di vederli all'opera. Fu allora, mentre osservava quei visetti graffiati ma sorridenti come quello del bambino che lui stesso una volta era stato, quelle facce per cui clown voleva dire gioia, quelle labbra screpolate che ridevano, che Michael ebbe la prima vera rivelazione della sua vita: era questo ciò che doveva fare, lo scopo per cui era nato: portare il sorriso nella disperazione, la felicità nel dolore. Nel 1985 suo fratello Kenneth aveva da poco scoperto di avere un cancro incurabile al pancreas. Michael rimase in ospedale ogni singolo giorno, ingegnandosi su come poteva far divertire il fratello attraverso i mille sciocchi giochetti che aveva imparato in quegli anni, tentando di placare il dolore, di cancellare le smorfie di sofferenza. E in un certo senso ci riuscì, compì il miracolo: trasformò a poco a poco l'increspatura delle labbra violacee in un flebile sorriso, poi un altro, e un altro ancora. Intanto, giorno dopo giorno, la camera dell'ospedale si riempiva dei bambini ricoverati che entravano in quella stanza accompagnati dalla loro naturale voglia di ridere e scherzare. Kenneth Christensen chiuse gli occhi per l'ultima volta. Furono giorni di lacrime, di rabbia, di rassegnazione, di paura e solitudine. Poi, una mattina come le altre del 1986, le prime pagine dei giornali d'America riportarono il seguente titolo: *"Il clown professionista Michael Christensen fonda a New York insieme all'amico e collega Paul Binder The Clown Care Unit, la prima unità speciale di clown dottori il cui scopo è quello di portare gioia e sorrisi all'interno degli ospedali pediatrici"*.

Nei primi anni '90 questo tipo di cura sbarca anche in Europa, gli Ospedali Francesi e Svizzeri sono i primi ad accoglierla chiamandola con il nome di " Le Rire Medicin".

Negli ospedali pediatrici si è affacciata la figura del clown-dottore, di cui precursore è stato Patch Adams, reso famoso dal film sulla sua storia, che ha rivoluzionato il modo di concepire l'assistenza ai pazienti. Il suo modo di interpretare il giuramento di Ippocrate mette parzialmente in crisi la professione medica così come era stata intesa fino a quel momento. Per molti aspetti il suo è stato un vero e proprio colpo di genio, i dati statistici evidenziarono un incremento delle guarigioni che aveva dell'incredibile. Nel suo libro "Salute! ovvero come un medico-clown cura i pazienti con l'allegria e l'amore" Patch Adams ci racconta: *"Poche cose rendono una persona più interessata alla salute come una lunga malattia. Quando studiavo medicina non ci veniva insegnata nessuna visione dello star bene. Nessun prof. parlava mai di che cosa fosse la salute. La cosa più comune che si sentiva dire era: salute l'assenza di malattia. Io volevo una definizione che andasse bene per tutte le età e per tutte le situazioni. Cercavo un modo in cui coloro che hanno il cancro o che sono paralizzati, potessero vedersi come persone sane. Definisco la salute come una vita felice e vibrante in cui usi al massimo le tue potenzialità traendone piacere. Adottando questo criterio ho trovato gente sana in situazioni di ogni tipo, dagli anziani ai malati terminali"*.

Barzellette, musica, gags comiche e un'attenzione particolare ai desideri espressi dai malati sono gli strumenti della terapia messa a punto da Patch Adams, che, in West Virginia ha fondato l'*Istituto Gesundheit*, una casa-ospedale dove ad oggi sono state curate gratuitamente più di 20.000 persone. Ci sono anche altre strutture meno famose che credono alla risata come coadiuvante nella cura: le suore del *St. Joseph Hospital di Houston* che raccontano barzellette ai pazienti, o *Marcus McCausland in Sud Africa* che mette a disposizione degli ammalati di cancro reparti di terapia del riso con nastri video, audio, libri ed esperti comici.

Molti sono oramai i clown-dottori che operano nelle corsie di numerosi ospedali europei. Non sono veri medici, come Patch Adams, sono attori, artisti di strada o clown, appositamente addestrati, che supportano il lavoro dei medici, risvegliando nei pazienti il buon umore per accelerare il loro processo di guarigione.

Lo scopo del clown in corsia non è far dimenticare la malattia, ma aiutare a vivere nel miglior modo possibile la propria esperienza di malattia. Il vero valore terapeutico sta proprio nella capacità di fare relazione, di somministrarsi su un piano di leggerezza, di empatizzare, di entrare in contatto con la persona e non con la condizione che essa vive. Così attraverso il sorriso ed il riso cambierà, nel qui ed ora, il punto di vista su se stesso, concentrerà la propria attenzione su ciò che sta vivendo, spostandola da quello che è un impedimento al proprio ben-essere. Jan Henderson, dell'Università di Alberta dice *"Il clown è l'incarnazione della speranza di fronte alla disperazione, la possibilità di fronte all'impossibile"*.

I primi risultati sembrano confermare la validità della clowterapia: alcune ricerche condotte dal New York Presbiterian Hospital hanno rilevato una diminuzione della degenza ospedaliera del 50% e una riduzione dell'uso di analgesici intorno al 20%.

Le straordinarie potenzialità dell'affiancamento della Clownterapia alle terapie convenzionali godono ormai di evidenza scientifica e sono state oggetto di numerose ricerche, numerosi trattati nonché di specifiche tesi di laurea che hanno dimostrato, in modo inconfutabile, i benefici generali per i pazienti ricoverati.

Malgrado i numerosi studi, non è invece ancora chiaro se questi benefici effetti del riso siano di lunga durata o abbiano un effetto solamente nell'immediato. In ogni caso, anche se il loro effetto fosse limitato nel tempo, la loro rilevanza nell'immediato è tale da consentirci di considerarli importanti fattori del nostro benessere.

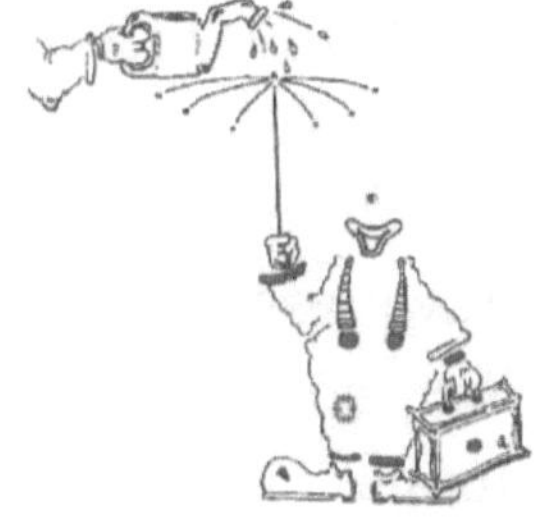

"...sono un clown è faccio collezione di attimi"
H. Boll

"...essere Clown vuol dire ballare con se stessi, sfuggire alla monotonia, stupirsi"
J. Edwards

IL CLOWN

Le origini del Clown sono misteriose: di certo però sono molto antiche.

Originariamente il Clown era una figura legata a pratiche magico-religiose: i riti Dionisiaci nell'antica Grecia. Dioniso, corrispettivo greco del dio romano Bacco, incarna tutto ciò che vi è di istintivo, sensuale, caotico e irrazionale nella vita. Nelle feste a lui dedicate nel *tiaso*, corteo al seguito del Dio, si distinguevano alcuni personaggi: i satiri, divinità minori personificazioni della fertilità e della forza vitale della natura, e i demoni, esseri a metà strada fra ciò che è divino e ciò che è umano, con la funzione di intermediari tra queste due dimensioni. Tra le tante azioni che avevano luogo nel corso delle celebrazioni, si svolgevano gare poetiche buffonesche e spettacoli comico–satirici tra improvvisatori, che con ironia, sensibilità e semplicità, attiravano l'attenzione di un pubblico sempre più consistente.

Con gli antichi improvvisatori delle feste in onore di Dioniso, antenati dei Clown, aveva trovato spazio una voglia di riso e di gioia, che nel tempo non verrà più messa a tacere, perché connaturata ai bisogni dell'animo umano. Nasceva in quei riti una vera e propria arte e di conseguenza anche un nuovo mestiere, che ben presto però sarà considerato, soprattutto dalle classi aristocratiche, come un'attività vuota e inferiore. Nell'VIII secolo avanti Cristo, scopriamo il primo esempio di quello che possiamo riconoscere come il possibile progenitore del clown: Un "buffone" che, su dei carri, girava tutta l'antica Grecia. Un comico d'istinto, cantore, danzatore e giocoliere, che si serviva di cadute e piroette per rafforzare gli effetti comici.

I primi attori comici vennero quindi spregiativamente chiamati *buffoni o giullari* ed esercitarono la loro professione presso le corti. Spesso il ruolo del giullare era riservato a nani o a gobbi, le diversità del loro aspetto fisico erano considerate segno o dell'aberrazione fisica del folle, o di una mancanza di intelligenza. Il primissimo buffone di cui si abbia notizia fu proprio un nano, alla corte del faraone Pepi I. L'aspetto grottesco di questi comici aveva un duplice carattere, negativo e positivo: erano ai margini della società, ma orribilmente affascinanti, e per questo erano allo stesso tempo avvicinati ed evitati. Nel Medioevo troviamo tracce di questo personaggio in tutta Europa, si chiameranno "Gleament", dall'inglese allegrone, o "Joculatores", dal latino gioco, "Joungleus" in Francia e "Giullare" in Italia. Il giullare comparve come personaggio, anche se secondario, per la prima volta nel '500 nell'ambito della Commedia dell'Arte, e presto divenne, per rimanere tale fino alla prima metà del XVIII secolo, il vero protagonista del divertimento.

Il Clown diventa un personaggio autonomo verso la fine del '700, con la nascita del circo equestre. Nel 1770 nacque a Londra il primo circo equestre, grazie a Philip Astley, un ex sottufficiale di cavalleria del reggimento dei Dragoni. Astley , infatti, era molto abile nel montare con destrezza cavalli selvaggi e decise di sfruttare questa sua capacità per creare " L'Astley's Amphitheatre " (L'Anfiteatro di Astley), una grossa costruzione mobile (tendone) di forma circolare con un anello centrale simile ad un'arena, destinato all'esibizione e tutt'intorno un ordine di posti sullo schema dell'antica cavea romana.

Astley, maestro di acrobazie equestri, all'inizio si esibiva da solo, eseguiva una serie di giri elettrizzanti della pista circolare, in perfetto equilibrio con un piede sulla sella ed uno sulla testa del cavallo, brandendo una spada. In un periodo di circa due anni, vennero inseriti nello spettacolo altri cavallerizzi, acrobati, equilibristi, trapezisti, domatori di animali feroci, giocolieri, fenomeni umani ed anche un'orchestrina che accompagnava in modo opportuno le varie esibizioni. Nasce il Circo moderno.

La leggenda vuole che una sera Auguste, garcon de Piste[7], avesse bevuto più del solito, e dovendo sistemare la scena tra un numero e l'altro, cominciò a combinare una serie di guai, a barcollare e cadere, a creare una sequenza involontaria di gag. La reazione del pubblico fu incredibile, ogni sua azione era accompagnata da fragorose risate. Il Direttore del Circo, anziché infuriarsi, mise a profitto questa situazione, gli chiese di ripetere quelle "entrate" ogni sera facendo così di "Auguste" un personaggio comico. Da qui il naso rosso, che ci vuole ricordare i nasi degli ubriachi, e i vestiti stracciati dei clochard. Un incidente, un'attitudine bizzarra, un abito inconsueto, una situazione anormale hanno fatto nascere l'Augusto. Ben presto gli originari improvvisatori si accorsero dell'opportunità che il circo equestre poteva loro offrire e fecero la loro comparsa sotto i tendoni, dove acquisirono una nuova denominazione: Clown, termine di probabile origine basso - tedesca, che nel suo senso più proprio significa "contadino".

I Clown costituivano un momento distensivo dello

---

[7] L'inserviente di pista

spettacolo circense e avevano il compito di "rinfrescare" l'atmosfera tra un esercizio equestre e l'altro, rilassando gli spettatori. I numeri dei Clown saranno da allora delle vere "Entreè", dove l'elemento principale è il gioco comico e non l'esercizio di abilità canone di tutte le altre discipline circensi. Era il ritorno delle maschere della Commedia dell'Arte in versione anglosassone.

Il primo Clown vero e proprio, introdotto da Astley, fu un musicista: Mr. Merriment (il signor Divertimento). Nicola Pafundi ce lo descrive così:[8] *"Due occhioni roteanti, l'aria un po' brilla, i pantaloni sovrabbondanti legati alle caviglie con un legaccio "*. Questo clown chiacchierone divenne un elemento caratteristico di tutto il circo inglese del XIX secolo e venne chiamato "Mr. Merryman " o " Mr. Merriment " su tutte le piste. Egli rivestiva il ruolo di comico in coppia col ringmaster (il direttore di pista), assolutamente serio e spesso interpretato dallo stesso Astley. Una scena molto frequente era quella del sarto che, completamente digiuno di equitazione, si trovava a fare i conti con un cavallo. All'anfiteatro Astley si esibì anche William F. Wallet, un clown "shakespeariano" o "shakespearian Jester", si presentava in pista con un costume da giullare medievale con un berretto a due punte e immancabili baffi. Il suo umorismo era elegante,

---

[8] (N. Pafundi - I clowns - Pafpo editore 1999)

esclusivamente verbale, acceso da qualche gioco di parole e da alcune divertenti parafrasi di celebri citazioni shakespeariane. Ben presto, molti avventurieri decisero di allestire nuovi circhi e si formò una nuova casta, quella delle famiglie circensi, che si diffusero in tutti i paesi, in particolare in America. Qui, nel circo Barnum, nacque uno specifico tipo di clown, il " Tramp " o " Hobo ", il vagabondo: straccione e mal rasato, dal naso rubizzo da ubriaco, furbo e buffo, presente in pista per tutta la durata dello spettacolo. Simboleggiava la vittima popolare della guerra di Secessione. Questa figura di Clown apparve all'indomani di quel conflitto e ridivenne attuale soprattutto dopo la crisi del 1929.

Molti Clown sono passati alla storia: Groch, Dimitri, Popov, Clarabella, Bozo, i Fratellini, i Colombaioni, Jango Edwrds, Slava, Leo Bassì, i KGB. Si è passati dal Clown classico al Clown Noveau, che non porta più il naso rosso, gli abiti larghi, le scarpe grandi, ma che ha interiorizzato in sé questi elementi. Ognuno presenta caratteristiche diverse e inconfondibili. In generale, però, i Clown si possono suddividere in due tipologie: il Clown Bianco e l'Augusto. Il primo ha un costume elegante e il volto completamente truccato di bianco, è triste e malinconico, un sognatore innamorato, mal corrisposto, elegante, lucido, intelligente e furbo, domina e tiranneggia l'Augusto. Il secondo invece, l'Augusto, è colorato e allegro, buono e ingenuo, praticamente uno sciocco che si mette sempre nei pasticci e si ribella alla perfezione. Uno rappresenta il culto superbo della ragione e l'altro la libertà dell'istinto, la spinta verso l'alto e la spinta verso il basso, l'autorità e il sottoposto. Lo spettatore si identifica nell'Augusto perché tenta di fare le cose senza riuscirvi, ma non si arrende mai e non perde occasione per burlarsi dell'autorità del Bianco.

Il compito del Clown è sempre far divertire gli spettatori, rompere il ritmo di tensione che i numeri mozzafiato degli acrobati e di tutti circensi dalle facoltà straordinarie creano, consegnando allo spettatore un vissuto allo stesso tempo di meraviglia e di frustrazione, esattamente come succedeva agli antichi greci che, nella ritualità apollinea del teatro, avevano bisogno della commedia dopo aver assistito alla tragedia.

Il Clown incarna l'adulto mal cresciuto che alberga nel nostro inconscio goffo e imbarazzato. Veste in modo stravagante, è ingenuo, inciampa, cade, sbaglia, dice e fa cose strane e buffe, che fanno ridere. E' incredibilmente semplice, la parte più impacciata e più piccola di ciascuno di noi, quella che vorremmo tenere nascosta agli altri e che ci fa sentire fuori posto in molte circostanze.

Il Clown, però, non è un bambino, ride e piange di sé

stesso e del mondo che lo circonda, dei difetti e delle incapacità che sono di tutti noi. In realtà nella sua profonda saggezza, sa mettere in gioco le sue parti bambine, che sono anche nostre. La sua stupidità si trasforma in intelligenza emotiva e diventa terapeutica nel momento in cui permette allo spettatore di identificarsi con lui, di proiettare le sue debolezze su di lui attraverso una risata liberatoria e purificatrice. Con la sua semplicità e la sua capacità di avvicinarsi all'altro, riesce a creare una reale e tangibile sintonizzazione emotiva.

Tale empatia favorisce, attraverso lo stupore e la magia propri di questa figura misteriosa ed affascinante, un valido strumento di cura in situazioni di svantaggio e di bisogno. La sua comicità non è legata a cadute o a smorfie, ma scatta nel momento del fallimento, nel momento in cui si rende evidente la sua inadeguatezza nei confronti della realtà. La sua risorsa maggiore è la capacità di capovolgere gli schemi abituali, di avere maggior flessibilità mentale riuscendo a trovare un maggior numero di soluzioni ai problemi che si trova ad affrontare. Charlie Chaplin diceva[9] *"Quando un uomo passeggia nella via, non fa ridere. Messo in una situazione ridicola è imbarazzante, diviene un motivo di riso per i suoi simili. Ogni situazione comica è basata su questo. E per questo che*

---

[9] *Charlie Chaplin - La mia autobiografia , Milano 1964*

tutti i miei film si basano sull'idea di crearmi dei fastidi, per darmi l'occasione di essere disperatamente serio nel mio tentativo di apparire un normalissimo piccolo gentleman."

La prospettiva del numero del Clown è il fallimento. Siamo stati cresciuti nell'idea che l'uomo non può sbagliare. Se sbaglia viene cacciato dal Paradiso Terrestre. Allora tutto deve essere perfetto. Tutto deve funzionare. Il pubblico davanti al fallimento pensa: "A me questo non capiterà mai, guarda il Clown quanto è stupido". E invece la potenza del Clown sta proprio nel rapporto con il fallimento, quel fallimento che tutti noi esseri umani abbiamo sperimentato da piccoli quando abbiamo imparato a camminare.

Milton H. Erickson[10] descrive minuziosamente la fatica che abbiamo fatto per imparare a stare in piedi e a camminare. *"Voi non sapete cosa fate quando camminate. Né sapete come imparate a stare in piedi. Imparate allungando la mano e tirandovi su. Ciò comporta una pressione nelle mani, e, per puro caso, scoprite che potete mettere del peso sul piede. È una cosa complicata, perché le ginocchia cedono, e se le ginocchia restano su dritte, cedono i fianchi. Poi vi si incrociano i piedi. Poi non riuscite a stare in piedi perché cedono sia i ginocchi che i fianchi. Sempre coi*

---

[10] *Milton H. Erickson -La mia voce ti accompagnerà – Ed. Astrolabio 1982*

piedi incrociati (avevate imparato ben presto ad avere un ampio punto di appoggio), vi tirate su e vi tocca imparare come tener dritte le ginocchia, una per volta, e appena imparate questo, dovete imparare a badare che i fianchi rimangano dritti. Dopo ancora, scoprite che dovete imparare a badare che i fianchi e le ginocchia stiano dritte contemporaneamente, e pure a tenere i piedi ben divaricati. Ora potete finalmente sostenervi coi piedi ben divaricati, tenendovi con le mani. A questo punto inizia una lezione in tre fasi. Dapprima distribuite il peso su una mano e due piedi, mentre l'altra non vi sostiene per niente. Lavoro veramente difficile, che vi permette di imparare a stare in piedi dritti, fianchi dritti, ginocchia dritte, piedi divaricati, con una mano che vi tiene salda. A questo punto scoprite come cambiare la distribuzione dei pesi del corpo. Potete alterarla girando la testa, girando il corpo. Dovete imparare a coordinare tutte le alterazioni dell'equilibrio del corpo quando muovete una mano, la testa, la spalla, il corpo; e poi si tratta di rimparare tutto tenendosi con l'altra mano. Poi viene il lavoro terribilmente difficile di imparare a staccare tutte e due le mani, e di muoverle in tutte le direzioni e di contare solo sulla solida base dei due piedi ben divaricati. E si tratta di tenere dritti i fianchi, le ginocchia dritte, e di badare a ginocchia, fianchi, braccio sinistro, braccio destro, testa, corpo. E alla fine, *quando avete abbastanza capacità, provate a bilanciarvi tutto su un piede. E poi mettete avanti un piede, alterando il centro di gravità del corpo, le ginocchia si piegano, e vi trovate seduti. Vi rialzate e provate daccapo. E alla fine imparate a portare un piede in avanti, e muovete un passo. Così lo ripetete. Allora il terzo passo e precipitavate! C'è voluto un bel po' di tempo per alternare destro-sinistro, destro-sinistro, destro-sinistro. Ora potete ondeggiare le braccia, girare la testa, guardare a destra e a sinistra, e camminare, senza più fare a minima attenzione a tenere le ginocchia dritte, i fianchi dritti."*

Un continuo tentare e fallire, senza che nessuno ci insegnasse il come, solo tentare e fallire, ed utilizzare il fallimento come strumento di ricerca, come generatore di soluzioni e non come qualcosa che immobilizza e mette in una condizione di frustrazione. Risolvere il fallimento e comprendere il funzionamento del mondo e delle cose porta il Clown a sperimentare. Il fallimento non come generatore di frustrazione, ma come risorsa creativa, come motore di cambiamento giacché ogni fallimento è l'occasione per sperimentare di nuovo altri modi ed itinerari altri. Il Clown è lì, non è per fare ridere, è lì seriamente. Il Clown ha dei dubbi. Lui non capisce ma vuole capire.

Non si può recitare il Clown. Si è Clown. Il Clown non è una maschera, uno stereotipo, è una dimensione autentica: essere Clown vuol dire essere veri. Non è un personaggio che si possa interpretare, ma una dinamica, un modo di essere, una scoperta di parte di sé, che non può risolversi nel semplice uso del naso rosso e del costume. Ogni persona ha nascosto dentro di sé il proprio Clown, e questo è uno dei motivi per cui non esiste una grammatica del Clown, un modulo espressivo standard, una tecnica con i suoi canoni. La dimensione del Clown pone la persona davanti a sé stessa, porta a riflettere sul proprio modo di essere, sulle proprie potenzialità, stimolando a liberarsi dalle paure. Essere Clown è riscoprire spazi e tempi al di là di categorie razionali, è comprendere a fondo lo schema e romperlo, creare con naturalezza l'innaturalità, giocare con la realtà per reinventarla. Il Clown si nutre di debolezze. L'arte dello stupore è la sua essenza, la sua maggiore risorsa, uno stupore continuo e costante, che fa si che l'incontro con qualsiasi cosa, un oggetto, un'emozione, una sensazione e persino il proprio corpo, sia sempre il primo incontro, e come tale guarda davanti a sé prospettive infinite.

Lo stupore di fronte alla vita e alle cose è l'emozione principale del Clown: ogni giorno è nuovo e ogni momento è nuovo. Stupefatto dalla vita, il Clown, non conosce i sentimenti; sperimenta, cerca, vive la situazione in modo semplice, senza schemi e senza sovrastrutture, è diretto e mai psicologico. Ed in questo è estremamente umano, nel senso più radicale del termine.

Del resto è proprio lo stupore, la meraviglia, l'incredulità e lo sbalordimento, che da quando siamo nati, dal momento in cui abbiamo cominciato ad avere consapevolezza di essere un organismo vivente altro dal mondo che ci circonda, ha rappresentato il motore che ci ha permesso di muoverci, di apprendere, di incontrare, in un solo termine di vivere. E' lo stupore che ha mosso l'uomo verso la conoscenza: l'antico greco osservava che durante la pioggia una luce improvvisa squarciava il cielo, ne era stupito e cercava di capire cosa fosse quel fenomeno, fino a darsi come risposta l'ira di Giove che lancia i suoi strali.

Potrei dire, in un delirio di onnipotenza, che è proprio grazie allo stupore che possiamo considerare il clown come l'archetipo della conoscenza umana. I nostri atteggiamenti sociali, nel quotidiano, ricoprono fino a soffocare lo stupore e la meraviglia.

Il Clown è il ritorno all'origine, al meravigliarsi. Ciò che controlliamo perché pericoloso nella vita, diventa sostanza vitale per il Clown, che si nutre costantemente delle contraddizioni e delle debolezze. L'arte dello stupore è la sua essenza. Stupido deriva da stupito, sbalordito e la stupidità è il motore della sua

---

[11] Fellini F. – I Clowns – (1970) Ed. Cappelli

inventiva. Il clown inventa perché vuole risolvere la "catastrofe". Federico Fellini diceva:[11] *"Il Clown incarna i caratteri della creatura fantastica, che esprime l'aspetto irrazionale dell'uomo, la componente dell'istinto, quel tanto di ribelle e contestatario contro l'ordine superiore che è in ciascuno di noi. E' uno specchio in cui l'uomo si rivede in grottesca, deforme, buffa immagine."* Il Clown rovescia la logica: mette il disordine nelle cose in ordine, permettendo così di denunciare l'ordine riconosciuto e di sovvertirlo. J. Lecoq, uno dei più significativi pensatori del teatro contemporaneo definiva i Clown *"Una necessità per il nostro tempo, sono parte della nostra libertà"*. Fallisce dove ci si aspetta che riesca e riesce dove ci si aspetta che fallisca. Come il clown Grok, che faceva dei giochi di destrezza con le palle solo dietro una quinta visibile al pubblico, mentre davanti a loro falliva l'esercizio. Il Clown prende tutto alla lettera: quando cade la notte lui va a cercarla per terra, ed è questo lato ingenuo che muove l'inciampo comico. Essere Clown è riscoprire spazi e tempi al di là di categorie razionali; è giocare con la realtà per reinventarla. La scoperta del proprio Clown non è nient'altro che la scoperta del gioco come espressione di se stesso.

Il Clown è il riflesso del mondo intorno a sé, pienamente immerso nel presente, senza vincoli e senza blocchi, semplicemente agisce, non pensa, utilizza i sensi e non la ragione. Leo Bassi sostiene che *"Il Clown non rispetta niente per rispettare tutto"*. Guarda il mondo come se stesse sempre dietro una enorme lente di ingrandimento, il mondo e la percezione del contemporaneo per lui sono tutti amplificati, tanto da cogliere persino i dettagli per lo più invisibili all'occhio della ragione e da lasciarsi colpire da questi. Questo gli permettere di essere esattamente quello che sta facendo: "respiro, sono solo respiro; cammino, sono solo passi". Essere pienamente presente, senza fare né filosofia e né poesia. Per questo un clown non è mai nel punto dove si trova, ma sta attorno a se stesso, balla con se stesso, centralizza il proprio io. Con sé porta solo se stesso, senza bagagli, senza pensieri, senza storia, sta comodamente immerso nel "nulla".

Il lavoro sul Clown è lo studio dell'anima umana: pone la persona davanti a se stessa e agli altri, porta a riflettere sul proprio modo di essere, sulle proprie potenzialità espressive, spingendo a liberarsi dalle paure. Al Clown non si arriva tramite ragionamento, ma osservando il mondo esterno ed accettando il proprio essere fino in fondo con consapevolezza, lasciando che emergano spontaneamente i propri lati ridicoli senza censura. Il Clown crede completamente in tutto quello che fa, anzi è completamente immerso in quello che fa. Non si può "fare" il Clown, e soprattutto non si può fare il Clown a metà. Bisogna far fluire tutto quello che si presenta dentro quando incontra il fuori. Perché quando tratteniamo qualcosa, lo facciamo attraverso la testa, attiviamo tutte le nostre parti addette al controllo, cessiamo di sentire ci allontaniamo dalla cornice del "qui ed ora", che è l'unica condizione per fare agire il proprio Clown.

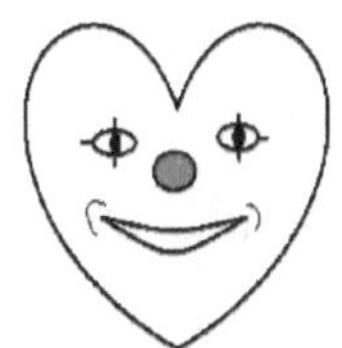

"Un cuore felice fa bene come una medicina"
Bibbia, Libro dei Proverbi (17. 22)

*"Perciò vi farà bene disporre la mente a letizia e
allegria, che scacciano mille mali e allungano la vita"*
W. Shakespeare (La bisbetica domata)

IL RISO FA BUON SANGUE

Il Riso fa buon sangue. La saggezza popolare ci
consegna questa massima, non si può risalire all'autore
né ad un'origine, né ad un paese in particolare o ad
una cultura specifica, anche se nelle tradizioni mediche
antiche come quella greca o quelle precedenti, nelle
medicine tradizionali orientali, come la medicina
ayurvedica o la medicina cinese, il temperamento di
una persona ed i suoi umori influiscono sulle sue
condizioni psicofisiche e quindi sulla sua salute. Nei
secoli, almeno fino a una cinquantina di anni fa, questa
teoria non è mai stata avvalorata da un dato
scientifico, ma nonostante ciò è stata sperimentata
quotidianamente da generazioni di persone.
 Ma cosa accade nel nostro organismo quando ridiamo,
e soprattutto è vero che il riso fa buon sangue?
Queste domande hanno trovato le prime risposte nei
primi anni '60, negli USA grazie ad un caso clinico:

quello di Norman Cousins, giornalista scientifico e ricercatore della facoltà di Medicina dell'UCLA (USA), che, nel 1964, fu colpito dalla Spondilite anchilosante, malattia autoimmune degenerativa delle ossa e delle giunture, cronica e sistemica, che porta alla paralisi delle articolazioni.

Come terapia gli erano state prescritte dosi massicce di vitamina C e antidolorifici. Esperto dei meccanismi scientifici, refrattario alla medicina tradizionale, Cousins si rese conto che gli antidolorifici mitigavano l'effetto della vitamina C. Siccome voleva guarire decise di non prenderli più, come racconta nel suo libro, *La volontà di guarire: Anatomia di una malattia*.[12] Il problema era: come resistere ai persistenti dolori? Riflettendo sulla propria esperienza, notò che quando gli capitava di ridere per qualcosa si dimenticava del dolore. Esperienza che chiunque di noi ha potuto fare nella propria vita, come quella volta che ci faceva male il piede o la spalla e assistendo a quella situazione comica ci siamo distratti dal dolore. Cousins scoprì che 10 minuti di risate gioiose lo liberavano dal dolore per 2 ore e gli consentivano il sonno. Si affidò, allora, a una terapia davvero fuori dagli schemi: decise di mettersi a ridere. Si mise a guardare per tre-quattro ore al giorno i films dei Fratelli Marx, le Candid Camera, l'infermiera

---

[12] Cousins N.– *La volontà di guarire* – (1982) Armando Editore

anziché fargli una iniezione gli leggeva libri umoristici e contemporaneamente assumeva 140 grammi di Vitamina C al giorno. Così facendo riusciva a resistere al dolore, prima mezz'ora, poi un'ora, poi due ore, poi riusciva anche a dormire. Come racconta nel suo libro, pian piano la patologia cominciò a regredire. Dopo 6 mesi recuperò da quella malattia che lo costringeva a letto, e visse per altri 30 anni.

Da quel momento, nella maggior parte delle Università del mondo, sono state condotte e continuano a prodursi numerose ricerche sul ridere e sui suoi benefici da un punto di vista fisiologico, biochimico, psicologico e relazionale.

Nasce anche una nuova branca scientifica, la PNEI o detta per intero la PsicoNeuroEndocrinoImmunologia. Come già detto in altra parte del libro, la base della di questa disciplina consiste nello studio delle interazioni tra attività mentale, comportamento, sistema nervoso, sistema endocrino e reattività immunitaria. Quest'approccio ci dice che siamo esseri unici e connessi e lo stato psicoemotivo ed affettivo influenza o persino modifica il decorso di un evento patologico. Le emozioni, infatti mettono in moto fattori biochimici, che si traducono in cascate di messaggi che raggiungono il corpo, compreso il sistema immunitario, determinando salute o malattia. Di contro le emozioni non espresse si espandano nel corpo, portando sintomi a carico dei vari apparati.

Le tensioni, fisiche psichiche o spirituali, hanno un effetto sulla biochimica e sulla fisiologia del corpo. Siamo fatti di sistemi connessi tra di loro, ciò che accade in uno o più di questi sistemi influenza, in qualche modo, tutti gli altri. Elementi che danno nutrimento, come le emozioni positive, quali l'amore, lo humor, la meraviglia, la curiosità, la passione, la speranza l'entusiasmo e la gioia influenzano il modo in cui ci prendiamo cura di noi stessi e degli altri. Già Ippocrate e Galeno attribuivano a certi umori la potenzialità di migliorare o peggiorare la salute. Da allora sono state sviluppate molte ricerche e molti studi, che possiamo sintetizzare con la tesi per cui lo stato mentale ed emotivo, sia esso positivo o negativo, si rispecchia nella gestualità e nella funzionalità corporea.

Quindi la risata, manifestazione di gioia, allegria, felicità influenza positivamente il funzionamento di tutto il nostro organismo. Ridere di cuore produce effetti a breve e lungo termine sulla nostra mente e sul corpo. Ridere mette in moto la chimica del nostro corpo, smuove la nostra omeostasi fisiologica, crea equilibrio ed armonia.

Dall'esterno arriva lo stimolo risorio, che attraverso i sensi della vista e dell'udito viene rilevato; dal cervello parte l'impulso del ridere che fa subito attivare i muscoli facciali, stimolando i muscoli risori e zigomatici. Si avviano così una serie di movimenti inconsapevoli:

- la bocca si apre
- le narici si allargano
- la testa si rovescia all'indietro
- le spalle si sollevano
- il battito del cuore sale fino a 120 pulsazioni al minuto
- la pressione arteriosa è in rapida ascesa

La respirazione è convulsa, fatta soprattutto da emissioni d'aria a scatto ed è più intensa la fase dell'inspirazione con conseguente rilassamento. Il cervello è irrorato di sangue, grazie alla contrazione dei muscoli del volto. Più l'impulso è forte e più arriva lontano, fino al diaframma e ai muscoli dell'addome. Il riso scende dall'alto in basso, dalla mente cosciente all'istinto viscerale, il diaframma sussulta violentemente, nello stomaco si attivano i processi digestivi ed il torace sta in tensione. Al termine di una risata notiamo un piacevole stato di benessere e di rilassamento, nel corso del quale sappiamo che cambia anche la composizione del sangue. Per valutare la portata di questo cambiamento, basti pensare che nella cultura popolare il sangue è sempre stato la fotografia dello stato psicosomatico della persona: si attribuisce un *temperamento sanguigno* ad una persona passionale, come si dice di *non farsi il sangue amaro* per invitare a non dispiacersi di fronte ad avversità.

Il cervello contiene più di 10 miliardi di cellule nervose. Immaginiamole come delle centraline telefoniche da cui partono centinaia di fili che vanno a collegarsi con altre centraline per trasmettere informazioni attraverso impulsi elettrici. L'impulso elettrico funziona come una pistola ad acqua: è uno spruzzo composto da certe sostanze chimiche che colpisce la membrana della cellula collegata e trasmette informazioni al neurone successivo. Gli spruzzi sono costituiti da neurotrasmettitori, serotonina, acelticolina, adrenalina, dopamina, endorfina...., che possiamo definire come messaggeri biochimici, che a seconda delle loro caratteristiche determinano il tipo di effetto.

BENEFICI DELLA RISATA

Ridere come anti-stress e anti-depressivo

A livello fisico il riso fa aumentare la produzione di quegli ormoni, quali l'adrenalina e la dopamina, che hanno il compito di liberare le nostre morfine naturali: endorfine, encefaline e simili.

Le endorfine, provocano una diminuzione del dolore e della tensione, permettendo il raggiungimento di uno stato di rilassamento e serenità.

Le encefaline esaltano il sistema immunitario, stimolando una maggiore produzione di anticorpi; il Center of Public Health di Loma Linda, in California, ha riscontrato un netto incremento di molti parametri neuroimmunologici dopo l'esposizione a situazioni umoristiche.

La risata amplifica la produzione di serotonina, un antidepressivo naturale, riducendo la secrezione di ormoni da stress come il cortisolo e l'epinefrina (adrenalina), che se in abbondanza aumentano la pressione sanguigna ed i livelli di glucosio danneggiando i vasi sanguigni.

Il dott. I. Wittstein della John Hopkins University sostiene che l'adrenalina è devastante per il cuore, e può provocare una condizione detta "cardiomiopatia da stress" (simile ad un attacco di cuore).

La risata, stimolando la produzione di beta endorfine, analgesici prodotti dal nostro stesso organismo, protegge dallo stress e dalle sue conseguenze svolgendo una vera e propria funzione di antidoto.

Ridere combatte la debolezza fisica e mentale.

Provocando una diminuzione degli effetti nocivi dello stress e degli stati di ansia e depressione, contribuisce a combattere efficacemente anche l'insonnia.

Ridere per rinforzare il sistema immunitario

Il nostro sistema immunitario ha un ruolo importante nel mantenerci in salute. Tramite la PNEI si è dimostrato che tutte le emozioni negative come l'ansia, la depressione o la rabbia indeboliscono il sistema immunitario, riducendo la sua capacità di combattere le malattie.

Il dott. Lee S. Berk, dell'Università di Loma Linda (California, USA)[13], scoprì che la risata attenua gli ormoni legati allo stress, rinforza il nostro sistema immunitario immediatamente con aumento dei livelli dei linfociti antivirali, modifica l'attività delle cellule Natural Killer (le cellule naturali sentinelle che ci proteggono da ogni infezione virale e anche dal cancro

---

[13] Ricerca del 1989

e aumentano il livello di anticorpi), risultando così essere un'efficace immunomodulatrice. Le ricerche di Berk[14] sono state affiancate e sostenute da Labott, il quale conclude che la risata aumenta lo stato d'immunità. In una ricerca presso l'università del Canada di Waterloo (Rivista Well Being) si è documentato come dopo una terapia della risata il livello di anticorpi (immunoglobina IgA e IgG) aumenta nelle mucose del naso e delle vie respiratorie, negli apparati, cioè, che per primi svolgono una funzione difensiva contro virus, batteri e micro-organismi.

Ridere contro l'arteriosclerosi e i problemi cardiaci

La risata conferisce un eccellente sostegno cardiologico e un buon funzionamento psico-fisico.

La dott.ssa Karen Matthews psicologa dell'Università di Pittsburgh (Pennsylvania, USA), ha verificato che gli effetti benefici di una risata rallentano la progressione dell'arteriosclerosi. Tenendo sotto osservazione per tre anni 209 donne sane in situazione di post-menopausa ha scoperto infatti che le più ottimiste avevano un ispessimento delle arterie carotidee minore che nelle donne pessimiste. Inoltre l'aumento degli scambi polmonari che avvengono tramite la respirazione tende ad abbassare il tasso di grasso nel sangue con il conseguente beneficio sul colesterolo.

---

[14] Rivista della medicina comportamentale 1990

Sembra lecito affermare, dunque, che il riso ha un ruolo di prevenzione dell'arteriosclerosi, dei problemi cardiaci (confermato da una ricerca condotta su persone reduci da infarto del miocardio: mezz'ora al giorno di umorismo riduce il rischio di ricadute) e della pressione alta.

Già nell'antichità si conosceva il potere benefico del ridere, non a caso i maestri di scuola tibetana ridono e fanno ridere i loro allievi. Per il buddismo Zen quindici minuti di risate equivalgono a sei ore di meditazione e, nella medicina tradizionale cinese, lo Xiao (il ridere) è la corrispondenza del suono al meridiano principale del cuore il cui movimento psichico è la gioia.

Ridere sembra quindi essere un elisir cardiaco e, come ha osservato il dott. Michael Miller dell'Università del Maryland (USA), una risata ha l'effetto di rilassare le arterie e di aumentare il flusso sanguigno come durante un esercizio aerobico.

Ridere per migliorare le funzioni respiratorie

La risata aiuta la respirazione, che diviene più profonda. L'aria nei polmoni viene rinnovata attraverso fasi di espirazione ed inspirazione tre volte più efficaci che in stato di riposo. Le alterazioni del ritmo respiratorio intervengono sull'ossigenazione del sangue e sull'espulsione di anidride carbonica, provocando un rilassamento muscolare delle fibre lisce dei bronchi per azione del sistema parasimpatico, dando benefici in particolare a chi soffre di bronchite, di asma, ed a coloro che soffrono di enfisema.

Una ricerca condotta presso l'Unità di Riabilitazione Respiratoria Don Gnocchi di Pozzolatico (Firenze) conferma: *"...la risata è una ginnastica per i polmoni"*.

Ridere per migliorare le funzioni addominali

La risata favorisce la circolazione sanguigna a livello del sistema linfatico e digestivo. L'aumento del flusso sanguigno facilita l'espulsione delle scorie dal nostro corpo, fornendoci l'energia per operare ai massimi livelli. Ridere è un ottimo esercizio muscolare che utilizza oltre sessanta muscoli: pellicciai, mimici, cervicali ecc. Quando si ride, una parte della muscolatura a livello toracico e degli arti superiori, si contrae e si rilassa alternativamente, innescando una ginnastica addominale che migliora le funzioni del fegato e dell'intestino. E' un esercizio a basso impatto e brucia calorie senza bisogno di attrezzature speciali. Alcuni ricercatori britannici dell' Essex University hanno calcolato che in dieci minuti di attività su *tapis roulant* si consumano circa 44 calorie, in dieci minuti di risate se ne consumano 141. Come afferma anche un autorevolissimo scienziato americano, il professor William Fry della Stanford University : *"La risata è un perfetto esercizio aerobico"*. Come ginnastica addominale che muove in profondità l'apparato digestivo, combatte la stitichezza. Ridere possiede una funzione depurativa dell'organismo, alcalinizza notevolmente cellule e tessuti, permettendo così un miglioramento delle funzioni intestinali ed epatiche.

Ridere per migliorare l'autostima e le relazioni interpersonali

Ridendo rilasciamo endorfine, serotonina e chetacolamina, producendo uno stato positivo della mente, un sostanziale ottimismo, autostima e la consapevolezza delle proprie potenzialità, alimentando il senso di essere capace. Ridere, quindi, dona una percezione di benessere e di leggerezza, sviluppa la personalità e la maggiore consapevolezza di sé aumentando, così, la propensione alla leadership, provocando un miglioramento della capacità di lavorare in team attraverso l'incremento della creatività.

Ha effetto di ringiovanimento e di maggior durata della vita; come dimostrato dai ricercatori finlandesi del National Public Health Institute, esiste una stretta relazione tra durata della vita ed il pensiero positivamente orientato.

Concretamente quando ridiamo:
Respiriamo in maniera più profonda aumentando

l'ossigenazione, così il nostro sangue diventa più fluido, nutriamo meglio le nostre cellule e facciamo aumentare il loro PH rendendole più alcaline e meno acide. Ridere accresce la circolazione sanguigna e linfatica e distribuisce l'ossigeno in tutto il corpo.

- Scendono in maniera significativa nel sangue sia i livelli di cortisolo che quelli di peptide, considerati gli ormoni dello stress.

- Una bella risata di pancia esercita il diaframma, tonifica l'addome, i muscoli intercostali, l'apparato respiratorio, il sistema muscolo-scheletrico, il tronco, i muscoli della schiena, gli organi addominali e il tratto intestinale. Il diaframma è l'unico muscolo nel corpo attaccato ad altri muscoli e questo è il motivo per cui la risata fa fare una sorta di jogging a tutti gli organi interni. Il semplice atto di ridere esercita il diaframma, così come i muscoli addominali, respiratori, del viso, delle gambe e della schiena.

Tutto ciò accade ed è coordinato all'interno dal sistema nervoso autonomo o neurovegetativo, che è costituito da due sottosistemi:

    –   il simpatico: meccanismo di accelerazione

    –   il parasimpatico: meccanismo rallentatore

La salute psico-fisica è proprio uno stato di equilibrio tra questi due sottosistemi che hanno azioni antagoniste nei diversi organi. Ridere sostenuto da pensieri positivi, rappresenta una modalità di cambiamento rapida ed energetica, una metodologia che: migliora l'equilibrio del sistema tra simpatico e parasimpatico, distende la muscolatura volontaria ed involontaria, riduce lo stato d'ansia, rallenta il battito cardiaco, ossigena l'organismo, sveglia la mente e sblocca le emozioni. Il riso ci libera da una tensione e ci introduce in un flusso di energia e creatività che si distacca dai limiti del vivere quotidiano.

Gli effetti immediati della risata sia a livello fisico che psicologico

- Esercizio fisico: con ogni risata mettiamo in moto circa 400 muscoli, alcuni dei quali servono solo per ridere.
- Pulizia: la risata pulisce gli occhi con le lacrime, e aiuta a sgombrare il naso e le orecchie. Inoltre elimina le tossine, perché con il movimento del diaframma si produce un effetto di massaggio sull'apparato digerente, che aiuta ad eliminare gli acidi grassi e le sostanze tossiche.
- Ossigenazione: entra il doppio di aria nei polmoni, portando più ossigeno in circolazione nel sangue ossigenando in maniera straordinaria pelle ed organi.
- Analgesico: rilasciando endorfine nel cervello, pochi minuti di risate, aumentando la soglia di sopportazione del dolore, si convertono in un prodigioso effetto analgesico.

- Rigenerante: la risata equivale anche un trattamento di bellezza, perché stira e stimola i muscoli del viso producendo un effetto tonificante e antirughe.

- Previene l'infarto: rafforza i polmoni e il cuore, a causa del movimento del diaframma.

- Elimina lo stress: la produzione di endorfine e adrenalina, rianima la nostra vitalità. Ci rende anche più ricettivi per vedere il lato positivo delle cose.

- Processo di regressione: si può generare un ritorno a uno stato precedente emotivamente felice, che ci consente di alleviare una realtà presente percepita come dolorosa.

- Comunicazione: attraverso sorrisi e risate esterniamo sentimenti ed emozioni positivi. Gli effetti sociali della risata e del sorriso sono evidenti: sono contagiosi e si concretizzano come un modo per aiutarci a risolvere situazioni di disagio.

La mattina appena sveglio concediti 5 minuti per ridere;
alla sera l'ultima cosa prima di stenderti nel letto,
concediti 5 minuti per ridere
Tecnica Zen

RIDERE COME METODO

Uno scoppio di riso, sostenuto da pensieri positivi, provoca la distensione della muscolatura volontaria e involontaria, ferma lo stato d'ansia, ri-ossigena completamente l'organismo, sveglia la mente e le emozioni. A differenza del sorriso, che è una espressione di soddisfazione che segue ad un'intenzione, il riso ci libera da una tensione e ci introduce in un flusso di energia e creatività che si distacca dal limiti del vivere quotidiano.

I neurotrasmettitori stimolano i neuroni permanentemente, e i "Bottoni sinaptici" aumentano di volume, accorciando distanza e tempo di trasmissione di un messaggio. I neuroni sono abitudinari e accade che la membrana che riceve lo stesso tipo di neurotrasmettitore si sensibilizza. Si crea cioè l'abitudine per cui: più spesso viviamo un'emozione, più spesso siamo spinti a viverla. Più ridiamo, più mettiamo in moto il suo circolo virtuoso e più facilmente e più rapidamente rispondiamo in questo modo.

Ecco perché diciamo che possiamo trovare nella nostra

unità mente-corpo gli strumenti per star bene, per rafforzare, cioè, quella capacità di auto guarigione che è dentro di noi.

L'importanza di ridere anche senza motivo

A volte viene affermato che la qualità della risata naturale, rispetto a quella indotta, sia diversa. È una affermazione superficiale: la qualità della risata è la medesima in entrambi i casi, e l'unica differenza può consistere nel grado di intensità.

Secondo gli studi condotti dalla psicoterapeuta Annette Goodheart, la risata indotta artificialmente viene interpretata dal corpo come reale, stimolando la produzione di molecole della felicità, che vanno a raggiungere i trilioni di cellule dell'organismo, stabilizzando il sistema ormonale e rafforzando quello immunitario.

Allenarsi a ridere anche senza motivo produce quindi salutari effetti sul nostro organismo

Due psicologi della Università della California, Paul Ekman e Robert Levenson, sono arrivati alla conclusione che il detto *"Put on a happy face"* (Indossa una faccia felice) può portare a dei risultati straordinari. La loro ricerca ha dimostrato che le espressioni facciali non sono soltanto un effetto degli stati emozionali ma possono esserne anche la causa. Ekman e Levenson hanno dimostrato che "Motion creates emotion", cioè: il movimento crea l'emozione, così come anche l'emozione crea il movimento.

Quando ci si comporta come una persona felice, a lungo andare, ci si sente felici. Singolarmente non è facile comportarsi come una persona felice, mentre in gruppo questo diventa più naturale. Ci si comporta come se fossimo felici fino a quando la chimica del nostro organismo ci rende felici.

Il dott. Dale Anderson, medico americano che partecipa al progetto ACT NOW in Minnesota, ha potuto verificare questa teoria visitando i Club della risata ed in seguito ha coniato il motto, utilizzato nei clubs: *"Pretend, pretend ... until it's real"* (*Fai finta, fai finta... fino a quando non è reale*). Ovvero: immaginate la chimica della felicità, fino a quando non è reale. Il dott. Dale propone, nei suoi workshop, un esercizio molto interessante dove viene chiesto ad ogni partecipante di tenere una penna tra i denti e scrivere un paio di parole su di un foglio. Dato che l'espressione facciale che si struttura nel tenere la penna tra i denti somiglia ad un sorriso, vengono prodotte delle "risposte chimiche" nel cervello, collegate ai centri della felicità, che creano una sensazione positiva. Mentre, quando lo stesso esercizio viene effettuato senza tenere la penna tra le labbra e l'espressione del viso strutturata somiglia ad una espressione triste, la persona inizia a deprimersi.

Il libro di Norman Cousins (op. cit.) spiega la proprietà taumaturgica delle risate, ed il dott. Paul Ekman è dell'opinione che, attualmente, non siamo ancora in grado di stabilire con esattezza dove sono situati e quanti sono i centri del piacere che vengono stimolati dal ridere, ma afferma che le ricerche hanno evidenziato una "autostrada" che porta alla generazione di queste emozioni.

Il dott. Ekman ha identificato 18 tipi di sorrisi, ognuno dei quali viene attivato da gruppi di muscoli differenti. Inoltre, ha scoperto che un sorriso annoiato, un sorriso cinico o un sorriso basato sulle umiliazioni subite da altri, non migliorano l'umore.

C'è soltanto un sorriso che attiva il centro della felicità nel cervello ed è il "Sorriso Duchenne", così chiamato dal nome del neurologo francese Guillaume Benjamin Amand Duchenne (1806-1875), che per anni ha studiato i muscoli facciali coinvolti nel sorriso. In base agli studi compiuti, ha dimostrato che quando le labbra si inarcano leggermente in su e si formano delle borse sotto gli occhi, si registra una maggiore attività nella regione corticale della parte sinistra anteriore del cervello, area in cui si trovano i centri delle emozioni felici. In sintesi, ha dimostrato che anche un sorriso indotto può stimolare questi centri, attivando la felicità.

Analisi clinica su 516 membri dei laughter clubs indiani

Lo studio è stato curato dal dott. Siddhartha D. Khandwala, conduttore del Laughter Club di Priyadarshani_(Mumbai, India).

La maggior parte dei membri del club (71.7%) sono uomini e l'età media si aggira sui 50 e 70 anni (63.5%), molti i pensionati e le casalinghe (40.2%), i giovani sono il 10%. Questo club è stato fondato da poco tempo e soltanto il 40% dei membri ha frequentato per più di un anno.

Il 93.8% dei membri sono regolari partecipanti, un dato che convalida la popolarità della terapia della risata.

La maggioranza dei membri (59.3%) accusa dolori di varia natura, per lo più dovuti all'età.

Nell' 83.6% dei partecipanti alle sessioni questi piccoli dolori si sono attenuati d'intensità. La diminuzione del dolore, riscontrata nel 56.1%, degli intervistati andava da una definizione di tipo moderato fino a quella di un netto miglioramento. Il 44% ha diminuito l'assunzione di farmaci e non è stato riscontrato nessun peggioramento delle condizioni di base.

Il 71.7% dei membri ha dichiarato di avere migliorato anche i rapporti sul luogo di lavoro, sia con i colleghi e sia con l'utenza. L'autostima è aumentata nell'85.7% dei partecipanti, mentre il 66.7% afferma di aver aumentato la concentrazione al lavoro.

Molti membri riferiscono di aver ottenuto benefici addizionali tangibili, come la sensazione di freschezza e di energia (31.1%); una migliore prospettiva della vita 8.5%). Quasi tutti (99.6%) dichiarano di voler mantenere costante la loro partecipazione alle sessioni della risata, consigliando ad altri di fare altrettanto.

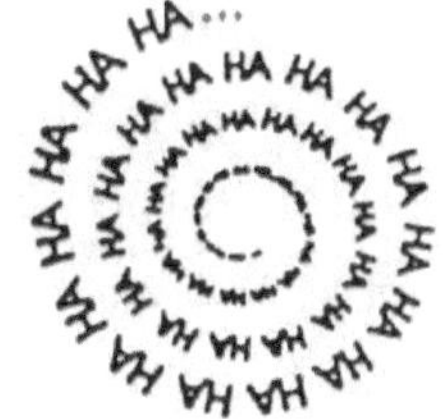

*"Quando tu ridi cambi, quando tu cambi
tutto il mondo cambia"*
Dr. M. Kataria

YOGA DELLA RISATA

Nel marzo 1995 il Dottor **Madan Kataria**, medico indiano, a Mumbai, in India, stava scrivendo un articolo intitolato "Ridere: la miglior medicina" per un giornale dedicato alla salute. Nella sua ricerca scoprì molti studi scientifici che descrivevano, con dovizia di esempi, i benefici dimostrabili che la risata ha sulla mente e sul corpo. Decise immediatamente di testare sul campo l'impatto della risata su se stesso e su altri volontari. Alle sette del mattino del 13 marzo 1995, si recò nel parco pubblico che frequentava abitualmente e riuscì a convincere quattro persone a unirsi a lui per avviare un "club della risata". Risero insieme nel parco quel giorno, per la gioia dei passanti, e il piccolo gruppo rapidamente crebbe fino a contare 50 partecipanti nel giro di pochi giorni. Nei primi incontri si mettevano in piedi, in cerchio, mentre uno si metteva nel mezzo a raccontare una barzelletta. Tutti ne beneficiavano e si sentivano bene per il resto della giornata. Dopo due settimane la scorta di barzellette si era esaurita e cominciarono a emergere scherzi di cattivo gusto. Due partecipanti, offesi, protestarono e dissero che sarebbe stato meglio chiudere il club piuttosto che continuare così. Il Dr. Kataria chiese un giorno di tempo per sviluppare una idea che potesse risolvere il problema. Quella notte riprese in mano la ricerca e finalmente trovò la risposta che cercava. Lo psicologo William James nel 1884 trovò che lo stato mentale, positivo o negativo, si rispecchia in una espressione corporea o "comportamento del corpo". Nella sua ricerca osservò che ogni emozione ha un corrispondente comportamento nel corpo. Egli scoprì che, assumendo un atteggiamento con il corpo, si condiziona la mente ad assumere lo stesso atteggiamento a livello emotivo. La connessione lavora in ambo i sensi: dalla mente al corpo e dal corpo alla mente. La scienza ha dimostrato che il corpo non distingue tra una risata auto-indotta e una risata autentica.

Se ridi per ridere, perfino fingendo di farlo, il funzionamento fisiologico, le reazioni biochimiche nel corpo avvengono ugualmente. Quindi si può considerare la risata anche come un esercizio e di conseguenza una finta risata porterà gli stessi benefici. Da questa intuizione elabora un nuovo metodo: lo Yoga della Risata, una tecnica unica, che combina la risata incondizionata ai Pranayama, l'antica scienza della respirazione yogica che è stata utilizzata per oltre quattromila anni per influenzare il corpo, la mente e le emozioni.

La risata che ci capita di fare spontaneamente nella vita di tutti i giorni dura solo pochi secondi, e non porta grandi benefici fisiologici, bisogna ridere a crepapelle per ottenere i benefici scientificamente provati e per mantenere un equilibrio psicofisico, di ridere più a lungo.

Una delle caratteristiche della risata è che, grazie ai neuroni a specchio, è contagiosa: se qualcuno ride, trascina con se i presenti. Se un gruppo numeroso, prova a ridere per esercizio presto la risata diventa autentica.

All'interno dei gruppi di Yoga della Risata chiunque può ridere, non c'è bisogno di barzellette, senso dello Humor, tempi comici, non c'è bisogno di un motivo per farlo, e a prescindere dalla condizione emotiva, ci si riunisce in gruppo e si comincia a ridere come forma di esercizio, si ride senza motivo, si applicano delle tecniche per provocare una risata stimolata, e questa risata da stimolata, piano piano diventa spontanea.

Tutti sono in grado di ridere senza doversi basare sull'umorismo, le barzellette, la comicità. Si comincia simulando la risata, come se si trattasse di un esercizio fisico, mentre si mantiene il contatto visivo con gli altri membri del gruppo. Si pratica la giocosità tipica dell'infanzia e, nella maggior parte dei casi, ben presto si arriva alla risata spontanea e contagiosa.

Lo Yoga della Risata è la sola tecnica che consenta agli adulti di raggiungere una risata sostenuta, senza dover necessariamente coinvolgere il pensiero cognitivo. Supera il sistema razionale, che normalmente agisce da freno sulla risata naturale.

Le sessioni di Yoga della Risata cominciano con alcuni esercizi di riscaldamento che includono stretching, la ripetizione di mantra hoho hahaha, il battito delle mani e il movimento del corpo. Si usano gli esercizi di respirazione per preparare i polmoni alla risata, e a questi fanno seguito gli esercizi che stimolano la risata, basati su tecniche di visualizzazione, elementi presi dal teatro e giocosità. Quando si ride, si respira più ossigeno, base di una buona salute, si sta in salute, si è pieni di energia, e si svolgono le proprie attività meglio di quanto si fa normalmente. Gli esercizi, combinati con una forte dinamica di gruppo, portano a una risata incondizionata, sostenuta e prolungata. Gli esercizi che stimolano la risata sono intervallati da esercizi di espirazione profonda. Venti minuti di risate sono sufficienti per produrre benefici fisiologici. La sessione può concludersi con una "meditazione della risata", una sessione di risate destrutturate, dove i partecipanti siedono o sono sdraiati al suolo, mentre permettono alla risata naturale di scorrere liberamente come una fontana. E' un'esperienza potente, che spesso porta alla catarsi emotiva e a un senso di leggerezza che può durare per diversi giorni. Al termine di ogni sessione si praticano esercizi di radicamento e di rilassamento guidato.

Perché Yoga? La parola *"Yoga"* deriva dalla radice sanscrita *'Yuj'*, che significa integrazione, unione, armonia. Vuol dire prendere la vita nelle proprie mani, integrandone tutti gli aspetti, armonizzando corpo mente e spirito. Ci sono molti percorsi Yoga. Per esempio, l' Hatha Yoga che si orienta all'equilibrio dell'energia attraverso le posture o Asana, il Karma Yoga che fa riferimento alle azioni di servizio, gentilezza e generosità (Madre Teresa fu una celebre Karma Yogi), il Bhakti Yoga o lo Yoga della devozione, ecc. La ragione principale per cui il Dr. Kataria ha chiamato questa tecnica Hasya Yoga, Yoga della Risata, è dovuta al fatto che incorpora il *Pranayama*, che ha un effetto immediato ed efficace sulla nostra fisiologia. Secondo la filosofia yoga, siamo vivi perché l'energia cosmica dell'universo scorre nel nostro corpo attraverso il respiro. Si tratta della *Forza Vitale* o *"Prana"*. La vera essenza della vita è il respiro. A causa dello stress e delle emozioni negative il respiro diventa irregolare e superficiale, questo ha un impatto sul flusso del *Prana* nel nostro corpo. Da un punto di vista medico, la componente principale del respiro è l'ossigeno. Il Dr. Otto Warburg, Presidente dell'Istituto di Fisiologia Cellulare e Premio Nobel, disse, a proposito dell'importanza dell'ossigeno: *"Le tecniche di respirazione profonda fanno aumentare la quantità di ossigeno nelle cellule e costituiscono il fattore più importante per una vita sana ed energetica. Quando le cellule ricevono abbastanza ossigeno, il tumore non può attecchire."*

La caratteristica principale della respirazione yoga (*Pranayama*) sta nella durata dell'espirazione, più lunga dell'inspirazione, tale da ripulire i polmoni dall'aria residua, che viene poi sostituita da aria fresca con un più alto livello di ossigeno. Una inspirazione normale riempie il 25% (volume di marea) della nostra capacità polmonare totale. Il restante 75% (volume residuo) resta pieno di aria stagnante. La respirazione diventa ancora più superficiale quando combinata allo stress. Per mantenere i polmoni in salute e fornire abbastanza ossigeno, perché il corpo sia efficiente, dobbiamo respirare profondamente e ripulire i polmoni dall'aria stagnante. Il segreto per una respirazione più profonda, dunque, consiste nell'espirare più a lungo di quanto si inspiri, in modo da sbarazzarsi dell'aria residua che contiene anidride carbonica. Perciò, la respirazione profonda non riguarda l'inspirazione, bensì l'espirazione. Nelle tecniche di respirazione yoga, si insegna a espirare più a lungo, contraendo i muscoli addominali. Ridere è il modo più facile per espirare e ripulire i polmoni. La maggior parte degli esercizi di respirazione yoga si pone come obiettivo quello di stimolare il movimento del diaframma e i muscoli addominali, che aiutano ad attivare il sistema parasimpatico, la parte calmante del sistema nervoso autonomo, in opposizione al sistema simpatico, che corrisponde all'eccitazione da stress. Il sistema simpatico può essere spento semplicemente imparando a muovere il diaframma. Due terzi della respirazione hanno origine nel movimento del diaframma e il restante terzo viene dai muscoli intercostali e del torace. A causa dello stress, smettiamo di usare il diaframma e la respirazione diventa superficiale, limitata soltanto ai muscoli del torace: ciò porta a un accumulo di anidride carbonica, che può stimolare il sistema di eccitazione da stress. Lo Yoga della Risata, di contro, si focalizza sull'allenamento del diaframma, poiché si ride e si respira usando i muscoli addominali.

Lo Yoga della Risata mette in comunicazione le persone tra loro
Poiché il significato dello yoga è collegarsi tutti coloro che ridono insieme si collegano gli uni agli altri rapidamente, indipendentemente dal paese o dalla cultura di appartenenza, dalla lingua che parlano o da come vivono. Favorisce lo sviluppo di meccanismi

empatici tra chi ride insieme, fornendo una interazione sociale. L'obiettivo dello Yoga della Risata è connettere le persone tra loro senza giudizio

Con la pratica regolare, si sviluppa un atteggiamento mentale positivo che aiuta le persone ad attraversare le fasi critiche della vita o i momenti in cui è difficile ridere fisicamente. Lo spirito interiore della risata è la capacità di rimanere consapevoli e in uno stato mentale positivo nonostante le difficoltà. Lo Yoga della Risata può migliorare la salute fisica, permette di rilasciare le emozioni e i pensieri negativi, e aiuta a entrare in contatto con la propria natura spirituale. Aiuta anche a sviluppare un atteggiamento di perdono, generosità, compassione e solidarietà, dal momento che si ricerca la felicità degli altri.

Lo Yoga della Risata porta cambiamenti inaspettati, che includono:

• Un cambiamento dallo stato mentale egocentrico (voglio/prendo) a uno stato mentale di maggiore empatia e compassione (amo/mi prendo cura/offro) tra I membri del gruppo;

• Una nuova capacità di ridere per cose che prima avrebbero provocato stress o rabbia, insieme a una nuova capacità di perdonare.

• Se siete felici e la gente intorno a voi non lo è, vi sarà difficile rimanere felici. Una parte della filosofia alla base dello Yoga della Risata riguarda l'essere consapevoli di portare felicità a chi ci circonda: ciò è essenziale perché restiate felici. Il modo migliore per rendere felici gli altri consiste nell'apprezzarli e nel perdonarli. Lo spirito interiore della risata invita a coltivare le idee di apprezzamento e di perdono, come strumenti efficaci per connettersi alle persone e sollevarne il morale, aumentando così la felicità loro e vostra. Insieme, questi principi possono fornire una potente esperienza, in grado di cambiare la vita.

MATERIALI DI RIFLESSIONE

Clown di tutto il mondo unitevi

Viviamo in un'era dove la mancanza di rispetto verso il genere umano rappresenta la più grande minaccia.

I clown non possono trasformare il mondo ma noi clown, comici, pagliacci, giullari e buffoni possiamo lottare contro questa mancanza di reciproco rispetto.

Il clown esprime la vita in tutta la sua allegria, sensibilità e pienezza di spirito.

Il clown esprime la felicità, felicità che aiuta ad interrompere, almeno per un attimo, la sofferenza del mondo. Il clown è l'unica creatura che ride dei propri sbagli e per questo può affrontare la violenza ed i violenti. Il clown amplifica il sorriso della Terra ed ecco perché noi, clown del mondo, abbiamo il dovere dire direttamente agli uomini ed alle donne della nostra era, di ogni religione e di ogni nazione: coltiviamo la risata!

Coltiviamo la risata contro le armi che distruggono la vita, coltiviamo la risata che si oppone all'odio, alla carestia ed alle ingiustizie del mondo. Non la risata che discrimina gli altri, per il loro colore, religione, razza, abitudini, gusti...ma la risata che celebra tutte queste differenze. Coltiviamo che sia come la nostra vita: varia, diversa, armoniosa e generosa.

MENTRE RIDIAMO, SIAMO PACE.

Joao Pessoa 2 Dicembre 2002

Una parabola

Un uomo che camminava per un campo s'imbatté in
una tigre.
Si mise a correre, tallonato dalla tigre.
Giunto ad un precipizio, si afferrò alla radice di una vite
selvatica e si lasciò penzolare oltre l'orlo.
La tigre lo fiutava dall'alto.
Tremando l'uomo guardò giù, dove, in fondo all'abisso,
un'altra tigre lo aspettava per divorarlo.
Soltanto la vite lo reggeva.
Due topi, uno bianco e uno nero, cominciarono a
rosicchiare pian piano la vite.
L'uomo scorse accanto a sé una bellissima fragola.
Afferrandosi alla vite con una mano sola, con l'altro
spiccò la fragola.
Com'era dolce!

Da 101 Storie Zen, a cura di N. Senzaki e P. Reps

L'inferno dei viventi

…."L'inferno dei viventi non è qualcosa che sarà; se ce n'è uno, è quello che è già qui, l'inferno che abitiamo tutti i giorni, che formiamo stando insieme.
Due modi ci sono per non soffrirne.
Il primo riesce facile a molti: accettare l'inferno e diventarne parte fino al punto di non vederlo più.
Il secondo è rischioso ed esige attenzione e apprendimento continui:
cercare e saper riconoscere chi e cosa, in mezzo all'inferno, non è inferno, e farlo durare, e dargli spazio."

Italo Calvino, da Le città invisibili

Il Controdolore

Venite! Venite! Nuovi eroi, nuovi geni della risata, sbucate nelle nostre braccia che vi attendono, fra le nostre bocche che ridono ridono ridono, fuori dalla macchia pungente del dolore umano...

Noi futuristi vogliamo guarire le razze latine, e specialmente la nostra, dal dolore cosciente, lue passatista aggravata dal romanticismo cronico, dall'affettività mostruosa e dal sentimentalismo pietoso.

Vogliamo perciò sistematicamente:

1. Distruggere il fantasma romantico ossessionante e doloroso delle cose dette gravi, estraendone e sviluppandone il ridicolo, col sussidio delle scienze, delle arti, della scuola.

2. Combattere il dolore fisico e morale con la loro stessa parodia. Insegnare ai bambini la massima varietà di sberleffi, di boccacce, di gemiti, lagni, strilli, per preservarli dagli abituali pianti.

3. Svalutare tutti i dolori possibili, penetrandoli, guardandoli da ogni lato, anatomizzandoli freddamente.

4. Invece di fermarsi nel buio del dolore, attraversarlo con slancio, per entrare nella luce della risata.

5. Crearsi fino da giovani il desiderio della vecchiaia, per non essere prima turbati dal fantasma di essa, poi da quello di una giovinezza che non potemmo godere...

6. Sostituire l'uso dei profumi con quello dei puzzi. Fate invadere un salone da ballo da un odore fresco di rose e voi lo cullerete in un vano passeggero sorriso, fatelo invadere da quello più profondo della merda (profondità umana stupidamente misconosciuta) e voi lo farete agitare nell'ilarità, nella gioia...

7. Trarre dai contorcimenti e dai contrasti del dolore gli elementi della nuova risata.

8. Trasformare gli ospedali in ritrovi divertenti, mediante five o' clock thea esilarantissimi, café-chantants, clowns. Imporre agli ammalati delle fogge comiche, truccarli come attori, per suscitare fra loro una continua gaiezza. I visitatori non potranno entrare nei palchetti delle corsie se non dopo esser passati per un apposito istituto di laidezza e di schifo, nel quale si orneranno di enormi nasi foruncolosi, di finte bende, ecc. ecc.

9. Trasformare i funerali in cortei mascherati, predisposti e guidati da un umorista che sappia sfruttare tutto il grottesco del dolore. Modernizzare e rendere comfortables i cimiteri mediante buvettes, bars, skating, montagne russe, bagni turchi, palestre. Organizzare scampagnate diurne e bals masqués notturni nei cimiteri.

10. Non ridere nel vedere uno che ride (plagio inutile), ma saper ridere nel veder uno che piange. Istituire società ricreative nelle stanze mortuarie, dettare

epitaffi a base di bisticci, calembours e doppi sensi. Sviluppare perciò quell'istinto utile e sano che ci fa ridere di un uomo che cade per terra e lasciarlo rialzare da sé comunicandogli la nostra allegria.

11. Trarre tutto un nuovo comico fecondo da una mescolanza di terremoti, naufragi, incendi, ecc.

Aldo Palazzeschi

La storia dei tre monaci zen

I loro nomi non vengono ricordati, perché non li rivelarono mai a nessuno. Per cui in Cina sono conosciuti semplicemente come i tre monaci che ridono. Non facevano altro che ridere: entravano in un villaggio, si mettevano in mezzo alla piazza, e iniziavano a ridere.

Pian piano altre persone venivano coinvolte da quella risata, finché si formava una piccola folla, e il semplice guardare quelle persone faceva scoppiare a ridere tutti i presenti. Alla fine tutti gli abitanti venivano coinvolti. A quel punto i tre monaci si spostavano in un altro villaggio.

La risata era la loro unica predica, il solo messaggio. Non insegnavano nulla, si limitavano a creare quella situazione. Erano amati e rispettati in tutta la Cina: nessuno aveva mai fatto sermoni simili. Essi comunicavano che la vita dovrebbe essere solo e unicamente una risata. E non ridevano di qualcosa in particolare. Si limitavano a ridere, come se avessero scoperto lo scherzo cosmico. Quei monaci diffusero gioia infinita in tutta la Cina, senza usare una sola parola.

Con il tempo invecchiarono. E in un villaggio uno di loro morì. Prima di morire aveva detto ai suoi amici: "Ho riso tanto nella mia vita, che nessuna impurità si è mai accumulata vicino a me. Non ho raccolto polvere:

la risata è sempre giovane e fresca. Per cui, non mi lavate e non cambiatemi le vesti". Per rispetto, non gli cambiarono l'abito. E quando il corpo fu messo sulla pira, all'improvviso si accorsero che nei vestiti aveva nascosto dei fuochi artificiali! Pum, pum, pam! L'intero villaggio si mise a ridere, e quei due monaci dissero: "Furfante! Ti sei fatta l'ultima risata!"

Bibliografia

- Adams P. H.– *Visite a domicilio* – 1998 Urra
- Adams P. H.– *Salute!* –(1999) Urra
- Bergson H. – *Il riso* – (1993) Editori Laterza
- Bert L.– *Quando il sorriso nasce dal dolore* – (2013) Sampognaro & Pupi
- Berti D. - *Da homo Sapiens a homo ridens* - (2016) 13 LABEditore
- Bencivenga E.– *La filosofia in cinquantadue favole* – (2011) Mondadori
- Boll H.– *Opinioni di un clown* – (1965) Mondadori
- Boussiac P. – *Circo e cultura* – (1986) Sellerio
- Charlie Chaplin - *La mia autobiografia* -(1964) Milano
- Cousins N.– *La volontà di guarire* – (1982) Armando Editore
- Erickson M. H. – *La mia voce ti accompagnerà* –(1983) Ed. Astrolabio
- Fellini F. – *I Clowns* – (1970)   Ed. Cappelli
- Ferrario G. – *Ridere di cuore* – (2006) Nuovi Equilibri
- Fioravanti S. Spina L.– *La terapia del ridere* – (1999) Red Edizioni
- Fioravanti S. Spina L. – *Anime con il naso rosso* – (2206) Armando Editore
- Finelli P. Scarponi D. A. Pession – *La clownerie non è una scienza* – (2016) Casa Editrice Ambrosiana
- Francescato D. – *Ridere è una cosa seria* – (2002) Mondadori
  - Freud S. – *Il motto di spirito* – (1997) Boringhieri

— Galante Garrone A. – *Alla ricerca del proprio clown* – (1980) Ed La casa Usher

— Gilmore D. – *Il lato comico della vita* – (2007) Ed. Il punto d'incontro

— Goodheart A.– *Laughter Therapy* – (1994) Less Stress Press

— Ippocrate – *Sul riso e la follia* – (1991) Sellerio

— Kataria M. Marchionni S. Terzi A. Toffolo L. – *Yoga della Risata* – (2008) Ed. La Meridiana

— Kataria M.– *Lo spirito interiore della risata* – (2014) EIFIS Editore

— N. Pafundi - I clowns - Pafpo editore 1999

— Remy T. – *Arrivano i Clowns* – (1974) Ed. Il Formichiere

— Remy T. – *I Clown* – (1945) Robinson Edizioni

— Sini C. - *Il comico e la vita*- (2003) Jaka book, Milano,

— Senzaki N. Reps P. – *101 storie Zen* – (1973) Adelphi Edizioni

— Singh D. – *Ero un uomo felice... poi ho incontrato lo yoga della risata* – (2015) Festina Lente Edizioni

— Solfaroli Camillocci D. Vella M. – *Ridere, ridere, ridere ancora...* - (2005)Bollani Boringhieri

— Suriano L. – *Educare alla felicità* – (2016) Ed. La Meridiana

— Viganò A.– *Nasi Rossi* –(1985) Editori del Grifo

— Zagami L. - *Bene Molto Bene Yeah!: Con lo yoga della risata* – (2018) Amazon

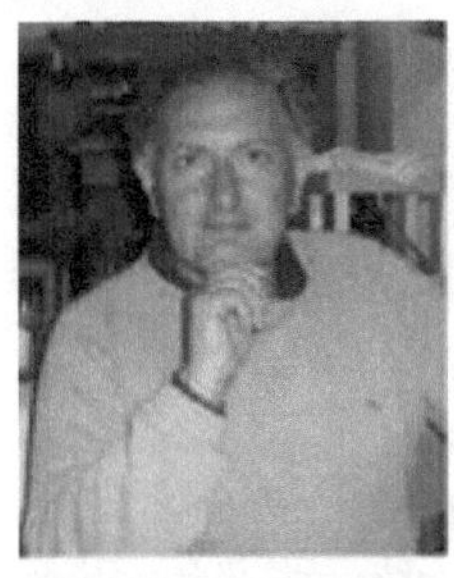

Rodolfo Matto

Attore Regista Clown e Gelotologo
Ha iniziato la ricerca del proprio clown nel 1981 guidato da Alessandra Galante Garrone, e a continuato negli anni con Leo Bassi, Aurelio Gatti, Michael Christensen, Jango Edwards
Nel 1983 si diploma presso la Libera Università Europea in "Teatro e Recitazione"
"Esperto dei problemi di psicologia dell'età evolutiva" diplomato nell'1982 presso il C.R.F. della Regione Campania
Laugther Leader di Yoga della Risata certificato con Laura Toffolo
Laugther Teacher di Yoga della Risata attraverso un training condotto dal Dr. Madan Kataria
Nominato Laughter Ambassador dalla Laughter University of Bangalore (INDIA)
Già Presidente dell'Associazione Italiana Yoga della Risata
Lavora alla diffusione del ridere e del sorridere in molti settori: salute mentale, scuola, aziende, disagio fisico, tossicodipendenza, carceri minorili, cooperazione internazionale, genitorialità, relazioni e cura, all'interno di in molte strutture sia sociali (scuole, istituti, aziende, l'Istituto Penale Minorile di Nisida, OPG di Secondigliano, strutture di accoglienza per rifugiati, centri sociali, associazioni) che sanitarie (ospedali, repatri oncologici, l'Istituto Nazione dei Tumori IRCCS-Fondazione "Pascale", la Fondazione "Komen", varie A.S.L. all'interno dei Dipartimenti di Salute Mentale e dei SERT)
Testimonial UNICEF per la diffusione della felicità nelle scuole della Campania
Tiene incontri di "Laughter team building" per aziende, e di formazione ed aggiornamento per insegnanti su una didattica della legerezza

Rodolfo Matto

Ha un'esperienza pluriennale di formatore su tutto il territorio nazionale per corsi di Clownterapia e Leader training di Yoga della Risata
Regista e attore è stato diretto tra gli altri da Roman Polanski, Lucio Colle, Ettore Massarese, Tato Russo, Michele Del Grosso.
Ha partecipato a molte produzioni R.A.I.
Autore di teatro ha partecipato con propri spettacoli ai festival internazionali: "Orizzonti D'Europa" di Berlino; "Versailles Jeneusses" di Versailles, "Eger Teatre" di Eger (Ungheria)

Indice

Rodolfo Matto